慢性疾病全科处方案例分析

Case Studies of Prescription for Chronic Disease Management in General Practice

主　编　唐干益

副主编　黄文静

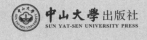

中山大学出版社
SUN YAT-SEN UNIVERSITY PRESS

·广州·

图书在版编目（CIP）数据

慢性疾病全科处方案例分析/唐干益主编；黄文静副主编. —广州：中山大学出版社，2023.8

ISBN 978 - 7 - 306 - 07617 - 5

Ⅰ. ①慢…　Ⅱ. ①唐…　②黄…　Ⅲ. ①慢性病—处方　Ⅳ. ①R4

中国版本图书馆 CIP 数据核字（2022）第 182642 号

MANXING JIBING QUANKE CHUFANG ANLI FENXI

出 版 人：王天琪
策划编辑：鲁佳慧
责任编辑：罗永梅
封面设计：曾　婷
责任校对：吴茜雅
责任技编：靳晓虹
出版发行：中山大学出版社
电　　话：020 - 84110283，84113349，84111997，84110779，84110776
　　　　　发行部 020 - 84111998，84111981，84111160
地　　址：广州市新港西路 135 号
邮　　编：510275　传　　真：020 - 84036565
网　　址：http://www.zsup.com.cn　E-mail：zdcbs@mail.sysu.edu.cn
印 刷 者：广州市友盛彩印有限公司
规　　格：787mm×1092mm　1/16　12.75 印张　310 千字
版次印次：2023 年 8 月第 1 版　2023 年 8 月第 1 次印刷
定　　价：58.00 元

本书编委会

主　　编：唐干益

副 主 编：黄文静

参编人员（按姓氏笔画排序）：

吕　芸　吴天龙　邱珊娇　陈　丹　陈妙苑

梁艳嫦　蒋作梅　曾　玥　詹里成　詹晓敏

· 前　言 ·

　　处方的分析点评作为一种对不合理用药的积极干预方法，在促进药物的安全合理使用、保障医疗质量上发挥了重要作用。2007年，我国正式颁布了《处方管理办法》，规定医疗机构应当建立处方点评制度。之后，我国又陆续发布了《医院处方点评管理规范（试行）》（2010）、《医疗机构处方审核规范》（2018），对促进药物合理应用、规范临床药物治疗做出了具体规定。后续各省也相应发布了系列规范、规定与之配套使用。近年来，我国合理用药水平逐步提升，但一些地方医疗机构不合理用药的制约机制仍需要健全，药学服务尚不能满足临床需求。2020年，国家卫生健康委员会等部门发布了《关于医疗机构药事管理促进合理用药的意见》，要求"拓展药学服务范围，发展居家社区药学服务。在家庭医生签约服务等基层医疗卫生服务中，积极开展用药咨询、药物治疗管理、重点人群用药监护、家庭药箱管理、合理用药科普等服务。鼓励医疗联合体将二级以上医疗机构药师纳入家庭医生签约服务团队，有条件的地区可探索为行动不便的老年人、孕产妇、儿童等重点人群开展上门的居家药学服务"，对合理用药的关注不应仅限于医院，也应涵盖基层医疗单位。

　　深圳市黄贝岭社区健康服务中心作为深圳市罗湖医院集团的核心社区健康服务中心，自2018年8月以来，对处方进行系统性地质量控制。依据药品说明书、相关诊疗指南、《中国国家处方集》，结合美国老年医学会发布的《老年人潜在不适当用药的比尔斯（Beers）标准（2019年修订版）》及《老年人不适当处方筛查工具/老年人处方遗漏筛查工具（STOPP/START）标准（2014版）》《中国老年人潜在不适当用药判断标准（2017版）》等，判定处方用药的合理性，重点关注有临床意义的药物相互作用、使用禁忌证、药物用法与用量、超日极量用药、给药途径不适宜情况、重复用药情况、联合用药不适宜情况等。整改后，不规范处方率、用药不适宜处方率较整改前有大幅下降。2020年7月，由深圳市黄贝岭社区健康服务中心牵头，其与黄贝街道区域内其他3家社区健康服务中心统一对处方进行质量控制，每月提交反馈报告，同时，积极主动与医生沟通；在每次的处方阶段性分析总结中，列出下阶段重点整改项目；针对重点多发问题，做出简明扼要的专题报告和建议。实践证明，遵循"整改、提高、持续改进"的规律，处方质量得到了明显提升。

　　深圳市黄贝岭社区健康服务中心从 2015 年就积极开展家庭病床服务，为家庭病床服务标准的建立做出了一定贡献。在建立家庭病床（以下简称"建床"）前对患者进行基本生活能力评估和健康评估。家庭病床团队包含医生、护士、药师等成员，团队每个成员对家庭病床的关注点有所侧重，共同协作管理患者。其中，药师进行药物治疗评估，评估药物治疗的安全性、有效性、依从性、经济性等药物相关问题。目前，对建床的共病多重用药患者每年进行 2 次药物治疗评估，并提交报告。实践证明，通过团队协作，药物治疗从形式到内容的合规性均有提升，患者能从包含药物治疗管理服务的综合治疗方案中获益。

　　多年的处方质量控制取得了一定的粗略成效。我们深感只有领导、医生、护士、药师共同重视，处方质量控制才能持续进行。处方质量控制只有与实际工作结合，扎根于临床的土壤，以问题为导向，解决实际问题，知行同步，才能获得蓬勃的生命力。

编　者

2021 年 8 月 18 日

· 目　　录 ·

第一章　总　　论

第一节　历 史 背 景

世界卫生组织（World Health Organization，WHO）在 2002 年的《促进合理用药·核心要素》中指出，全球有 1/7 的人死于不合理用药，而在患者中，不合理用药而非疾病本身所导致的死亡率高达 1/3，同时不合理用药也给患者和社会带来了沉重的经济负担。2019 年 8 月，WHO 更新了《患者安全 10 个事实》，指出全球每年有数百万人因"错误剂量、错误输注药物、用药说明不清、使用缩写、开具不合理的处方"等不安全用药和错误用药而受到伤害，直接造成数十亿美元的经济损失。在我国，2007 年前因为对疾病的规范诊疗、合理用药重视不够及其他因素，不合理用药行为成为较突出的问题。2007 年，卫生部正式颁布了《处方管理办法》以规范处方行为，之后陆续发布了《〈处方管理办法〉答疑》《处方常用药品通用名目录》（2007）、《中国国家处方集》（2010）、《医院处方点评管理规范（试行）》（2010）、《医疗机构处方审核规范》（2018）。同时，各省市也发布了系列规范、规定与之配套使用，如《广东省处方点评实施规范（试行）》（2009）、《上海市医疗机构处方点评工作管理规定》（2017）、《北京市医疗机构处方专项点评指南（试行）》等。

目前，世界上包括我国在内已有 140 多个国家推出了用药评估标准。在美国，老年医学会颁布了《美国老年医学会老年人潜在不适当用药比尔斯（Beers）标准》（以下简称《Beers 标准》）用于评估老年人潜在不适当用药，已发展到《Beers 标准（2019 年修订版）》。英国颁布了《老年人不适当处方筛查工具/处方遗漏筛查工具（Screening Tool of Older Persons' Prescriptions/Screening Tool to Alert to Right Treatment，STOPP/START）标准》（以下简称《STOPP/START 标准》）（2014）用于评估老年人群潜在不适当用药和用药不足。《Beers 标准》和《STOPP/START 标准》是世界上广泛使用的用药评估标准，同时也是通过比较客观的标准来对不适当用药进行评估的方法。我国的《处方管理办法》《医院处方点评管理规范（试行）》（2010）和《医疗机构处方审核规范》（2018）要求对处方中潜在的不适当用药和已明确会发生不良作用的不适当用药进行分析，但没有具体标准和规定指导评估者进行评估，主观性较强，其评估更多地依赖于评估者积累的知识和经验。尽管如此，2007 年至今，在促进合理用药方面，仍然取得了较大成绩。系列文件的多次下发也说明对处方的管理仍要加强。

第二节　处方分析的依据

处方点评与分析作为一种对不合理用药的积极干预方法，在促进药物的安全合理使用、保障医疗质量上发挥了重要作用。

《处方管理办法》规定，"医疗机构应当建立处方点评制度，填写处方评价表，对处方实施动态监测及超常预警，登记并通报不合理处方，对不合理用药及时予以干预"，但对技术规范未做明确规定。《医院处方点评管理规范（试行）》对如何有效组织开展处方点评、发现不合理处方，如何干预及应用点评结果、促进药物合理应用、提高临床药物治疗水平的持续提高做出了具体规定。但是由于处方点评制度是一项带有中国特色的全新制度，尚无国际经验借鉴，国内缺乏必要的标准和经验，不同点评人点评的深度和水平也参差不齐。

目前，大多以《处方管理办法》、《医院处方点评管理规范（试行）》（2010）、《医疗机构处方审核规范》、药品说明书、《中华人民共和国药典·临床用药须知》《抗菌药物临床应用指导原则（2015 年版）》、《中国国家处方集》、《新编药物学》、相关指南共识为指导，参考美国《Beers 标准》《STOPP/START 标准》《中国老年人潜在不适当用药目录（2017 年版）》及中国《老年人多重用药安全管理专家共识》（2018），对处方质量进行审核，通过填写《不合理处方点评与反馈表》进行汇总。

《医院处方点评管理规范（试行）》将不合理处方分为不规范处方、用药不适宜处方及超常处方。不规范处方和用药不适宜处方细分为 15 项不规范处方和 9 项用药不适宜处方。各省市对其进行的解析、出台的细则以《北京市医疗机构处方专项点评指南（试行）》较为详尽，具有较强的操作性。本书的门诊处方案例分析即以北京市的要求为框架展开，对典型慢性疾病处方案例做深入的分析，结合患者就诊病历资料，提取有关信息，对处方用药过程中发现的药物相关问题做出客观的评价。

监测、培训和计划是 WHO 推荐的应用于发展中国家的从改善医生处方入手促进合理用药的质量管理循环干预模式，持续改进的多次反复循环被证明是在促进合理用药实践中行之有效的干预措施。

第三节　处方实时审核干预

　　随着知识和经验的积累，从处方点评到处方实时审核是顺水行舟的事情。无论在住院患者床头服务，还是在门诊窗口服务，每一位药师都是临床实践者。

　　目前，大多数医疗机构使用了电子处方，简化了处方开具流程，提高了处方准确性，尤其是处方不规范部分。但在药物使用适宜性、给药途径、用法用量、药物相互作用、临床禁忌等方面仍须加强。而药品信息维护的适时升级、连续改进对合理用药具有促进作用。改进内容包括但不限于：规范的药品名称及规格、与病情关联的用法用量、具有临床意义的相互作用、用药禁忌和注意事项等，编入看似药品、听似药品及多规格药品的提醒信息，做好自动监测与报警功能。

　　实时干预不合理处方属于事前干预、前瞻性干预，胜于事后点评，能够使错误医嘱在执行前被叫停，确保了患者的用药安全，保证了医疗质量。对于药师来说，处方审核既是权利，也是义务。通过信息系统审核处方，筛选出不合理处方及系统暂时不能审核的处方，交由药师人工审核。审核判断为合理的处方，药师确认无误后，进入收费环节；审核判断为不合理的处方，则联系医师处理。

第二章　门诊不规范处方案例分析

第一节　不规范处方的分类

根据《医院处方点评管理规范（试行）》规定，不合理处方包括不规范处方、用药不适宜处方及超常处方。下列情况判断为不规范处方：

（1）处方的前记、正文、后记内容缺项，书写不规范或者字迹难以辨认（问题代码：1-1）。

（2）医生签名、签章不规范或与签名、签章的留样不一致（问题代码：1-2）。

（3）药师未对处方进行适宜性审核（处方后记的审核、调配、核对、发药栏目无签名或盖章，或者单人值班调剂未执行双签名规定）（问题代码：1-3）。

（4）新生儿、婴幼儿处方未写明日龄、月龄（问题代码：1-4）。

（5）西药、中成药与中药饮片未分别开具处方（问题代码：1-5）。

（6）未使用药品规范名称开具处方（问题代码：1-6）。

（7）药品的剂量、规格、数量、单位等书写不规范或不清楚（问题代码：1-7）。

（8）用法、用量使用"遵医嘱""自用"等含糊不清字句（问题代码：1-8）。

（9）处方修改未签名和注明修改日期，或药品超剂量使用未注明原因和再次签名（问题代码：1-9）。

（10）开具处方未写临床诊断或临床诊断书写不全（问题代码：1-10）。

（11）单张门诊、急诊处方超过5种药品（问题代码：1-11）。

（12）无特殊情况下，门诊处方超过7日用量，急诊处方超过3日用量，慢性病、老年病或特殊情况下需要适当延长处方用量而未注明理由（问题代码：1-12）。

（13）开具麻醉药品、精神药品、医疗用毒性药品、放射性药品等特殊管理药品处方未执行国家有关规定（问题代码：1-13）。

（14）医生未按照抗菌药物临床应用管理规定开具抗菌药物处方（问题代码：1-14）。

（15）中药饮片处方药物未按照"君、臣、佐、使"的顺序排列，或未按要求标注药物调剂、煎煮等特殊要求（问题代码：1-15）。

第二节　不规范处方点评分析核心要点

一、药师未对处方进行适宜性审核（处方后记的审核、调配、核对、发药栏目无签名或盖章，或者单人值班调剂未执行双签名规定）

（1）适宜性审核资质指具有卫生专业职称，并在执业的医疗机构已保留式样（签名或者专用签章）的药师及以上人员负责处方审核、评估、核对、发药及安全用药指导。处方后记"审核和发药"处有药师（及以上人员）签名或盖章。

（2）适宜性审核内容主要包括：①规定必须做皮试的药品，处方医生是否注明过敏试验及结果判定。基层医疗机构常见的须进行皮下试验的药品有破伤风抗毒素、鲑鱼降钙素注射液及阿莫西林等。《β内酰胺类抗菌药物皮肤试验指导原则（2021年版）》建议修改阿莫西林口服制剂说明书，在细致问诊基础上对皮试不做要求。修改前须遵照现说明书执行。②审核"四查十对"项目（查处方，对科别、姓名、年龄；查药品，对药品名称、剂型、规格、数量；查配伍禁忌，对药品性状、用法用量；查用药合理性，对临床诊断）。

二、新生儿、婴幼儿处方未写明日龄、月龄

《儿科学》（人民卫生出版社，第九版）指出"新生儿期是指出生到生后28天；婴儿期是指生后至1周岁，包括新生儿期；幼儿期是指1岁至3岁"。针对体质弱、体重轻的新生儿和婴幼儿，均要求写明体重。

三、西药、中成药与中药饮片未分别开具处方

西药与中成药可以开具在同一张处方，也可以分开开具，但与中药饮片不可开具在同一张处方。

四、未使用药品规范名称开具处方

医疗机构药品的名称必须与批准的名称一致，药品名称规范，符合要求。规范的药品名称指经国家药品监管部门批准并公布的药品通用名称、新活性化合物的专利药品名称和复方制剂药品名称，以及国家卫生部门公布的药品习惯名称，如《处方常用药品通用名目录》（2007）中收载的药品通用名称。

五、药品的剂量、规格、数量、单位等书写不规范或不清楚

电子化处方推行后，处方是否规范标准，很大程度上与药师通过药房管理系统录入

规范正确的药品剂量、规格、单位等关系较大。为了区别于"一品二规"，同一通用名的药品可以在药名后用括号注明商品名，而非自创的代号。规范的药品规格在《中国药典》中有要求，药品包装上有注明，而非自创的规格。包装规格：依药品包装，但不宜写"一瓶""一盒"。

六、用法、用量使用"遵医嘱""自用"等含糊不清字句

（1）药品用法可用规范的中文、英文、拉丁文或者缩写体书写，但不得使用"遵医嘱""自用""遵药品说明书"等含糊不清字句。

（2）用法、用量必须明确、具体，否则药师发药时无法做准确的用药交代，也无法纠正处方中可能出现的用法、用量失误，不符合法规要求。

（3）留意手动修改的用法、用量。例如，50 mL 修改为 5.0 mL，因中间点号太小，导致判断失误。实际上 5.0 mL 的表述也是不规范的，正确表述应为 5 mL。

七、开具处方未写临床诊断或临床诊断书写不全

2018 年，国家卫生健康委员会（以下简称"卫健委"）发布了《国际疾病分类第十一次修订本（ICD – 11）中文版》（简称"ICD – 11 中文版"），代表《国际疾病分类第十一次修订本（ICD – 11）》本地化完成。规范的疾病名称可以在 ICD – 11 中文版疾病编码工具查询系统检索。

八、单张门诊、急诊处方超过 5 种药品

"5 种药品"非 5 组药品（含输液）。随着药物数量的增加，药物 – 药物相互作用（drug-drug interaction，DDI）的风险增加。5 种药物同时使用或短时间先后使用致 DDI 的风险增加 50%，8 种增加 100%，更可能导致"处方瀑布"。

九、无特殊情况下，门诊处方超过 7 日用量，急诊处方超过 3 日用量，慢性病、老年病或特殊情况下需要适当延长处方用量的未注明理由

（1）充分评估病情稳定性及所用药品的适宜性。特殊管理药品遵照管理条例执行，不宜延长处方用量。抗菌药物（抗结核药除外）处方使用时间遵照相关指南与指导原则。《抗菌药物临床应用指导原则（2015 年版）》指出，以咽炎及扁桃体炎为主要表现的急性细菌性上呼吸道感染，可激发部分患者溶血性链球菌感染导致继发性并发症（如急性肾小球肾炎、急性风湿热），为清除病灶中细菌，抗菌药物使用疗程为 10 日。而为减少急性细菌性中耳炎、急性细菌性鼻窦炎的再次复发，抗菌药物使用疗程为 10 ～ 14 日。

（2）与药物用法、用量区别，本条款点评药物使用的时间跨度。

（3）2021 年 3 月 24 日，国家卫健委医政医管局发布了《关于做好当前慢性病长期用药处方管理工作的通知》，要求简化手续、减少患者取药次数，对符合条件的慢性病患者可以开具长期处方。对病情稳定的须长期用药（包括麻醉药品、精神药品等特殊药

品）、血液透析等特殊治疗的慢性病患者，一次可开具 12 周以内用量的相关药品。

十、医生未按照抗菌药物临床应用管理规定开具抗菌药物处方

（1）参照《抗菌药物临床应用指导原则（2015 年版）》《卫生部办公厅关于抗菌药物临床应用管理有关问题的通知》（2009），按照抗菌药物分级管理办法及权限，未履行规定程序，存在越权使用抗菌药物情况。

（2）分析口服或注射抗菌药物使用的指征、药物选择、用法用量、使用疗程等。

（3）分析Ⅰ类切口、特殊诊疗操作及外伤预防感染使用抗菌药物的时机。喹诺酮类药物不用于外伤或预防感染。

十一、中药饮片处方药物未按照"君、臣、佐、使"的顺序排列，或未按要求标注药物调剂、煎煮等特殊要求

中医诊断应包括病名和证型（病名不明确的可不写病名）。

第三节　不规范处方典型案例及分析

一、药师未对处方进行适宜性审核

典型案例见表 2-1。

表 2-1　药师未对处方进行适宜性审核

案例编号	处方日期	患者	年龄／岁	处方事项	处方点评	问题代码	处方医师	医师确认
1	＊	＊	＊	药师未签名或盖章	药师未进行适宜性审核	1-3	＊	
2	＊	＊	40	药物：阿莫西林胶囊。用法：口服，每次 0.5 g，tid	没有注明皮试结果	1-3	＊	
3	＊	＊	48	药物：破伤风抗毒素	没有注明皮试结果	1-3	＊	

案例 2-1-2[①] 分析

根据现行规定和说明书，阿莫西林（包括阿莫西林口服制剂）使用前须进行皮试，并判断皮试结果。一般用药中断 3～5 日后，须重新进行皮试。但阿莫西林口服制剂在《β 内酰胺类抗菌药物皮肤试验指导原则（2021 年版）》中建议修改说明书，不要求先行皮试。在说明书修改前遵照现说明书要求。

---

① "案例 2-1-2"表示表 2-1 中的第 2 号案例，下同。

二、用法、用量使用"遵医嘱""自用"等含糊不清字句

典型案例见表2-2。

表2-2 用法、用量含糊不清

案例编号	处方日期	患者	年龄/岁	处方事项	处方点评	问题代码	处方医师	医师确认
1	*	*	*	药物：左氧氟沙星滴眼液5 mL，每支24.4 mg。用法：滴眼，每次0.3，tid	每次用量缺单位，书写不清楚、不规范，不清楚每次用量是0.3 mL还是0.3 mg	1-8	*	
2	*	*	*	药物：培坤丸9 g×6包。用法：口服，每次9，bid	每次用量缺单位，书写不清楚、不规范，不清楚每次用量是9 g还是9包	1-8	*	
3	*	*	*	诊断：38 急性冠周炎。处方：0.9%氯化钠注射液10 mL。用法：10 mL，含漱，qd，餐前服用	用法中"含漱""餐前服用"含糊不清	1-8	*	
4	*	*	*	药物：克霉唑阴道片。用法：1片，阴入，睡前1次	用法"阴入"书写不规范，含糊不清	1-8	*	
5	*	*	*	药物：1 左甲状腺素片2×。用法：（每次）	用法书写不清楚、不规范	1-8	*	
6	*	*	*	药物：沙美特罗替卡松粉吸入剂。用法：2吸，喷雾，bid	建议用法为每次1吸，bid。"喷雾"表述不准确	1-8	*	
7	*	*	28	药物：50%葡萄糖注射液。用法：按说明书口服，每次150 mL，qd	没有可选择的药物剂型，改变使用方法，可按超药品说明书管理备案。本处方直接写口服即可，每次165 mL加135 mL饮用水混匀后使用	1-8	*	
8	*	*	59	药物：硝苯地平控释片30 mg×4盒。用法：30 mg，必要时	用法"必要时"表达不清	1-8	*	
9	*	*	70	药物：氨麻美敏片Ⅱ。用法：1片，饭后	不确定每日使用的次数，用法表述不全、不清楚	1-8	*	

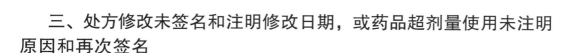

三、处方修改未签名和注明修改日期，或药品超剂量使用未注明原因和再次签名

典型案例见表2-3。

表2-3 处方修改未签名和注明修改日期

案例编号	处方日期	患者	年龄/岁	处方事项	处方点评	问题代码	处方医师	医师确认
1	*	*	47	处方修改未签名或盖章	处方修改未签名或盖章	1-9	*	
2	*	*	*	诊断：①高血压（ACEI 不耐受）、冠心病。②急性咽炎	诊断"急性咽炎"属手写补上，未签名及注明修改日期	1-9	*	
3	*	*	54	药物：二甲双胍片。用法：1 g，口服，tid	二甲双胍超日最大剂量，药品超剂量使用未注明原因和再次签名	1-9	*	

案例2-3-3分析

二甲双胍常规日剂量1.5～2.0 g，最大日剂量2.5 g。该处方超日最大使用剂量，需要医生说明理由并签名。

四、开具处方未写临床诊断或临床诊断书写不全

典型案例见表2-4。

表2-4 未写临床诊断或书写不全

案例编号	处方日期	患者	年龄/岁	处方事项	处方点评	问题代码	处方医师	医师确认
1	*	*	1	诊断：急性咽扁桃体炎。药物：抗病毒口服液、清开灵颗粒、肺力咳合剂	（1）无中医诊断证候，属诊断书写不规范、不全。（2）3 种功能主治类似中成药同时使用，属重复给药	1-10，2-7	*	
2	*	*	7	诊断：急性咽炎、饮食性钙锌缺乏、感冒（邪犯少阳）。药物：开喉剑喷雾剂、小柴胡颗粒	使用开喉剑喷雾剂缺中医诊断证候	1-10	*	

续表 2-4

案例编号	处方日期	患者	年龄/岁	处方事项	处方点评	问题代码	处方医师	医师确认
3	*	*	7	诊断：急性支气管炎。药物：肺力咳合剂	缺中医诊断证候	1-10	*	
4	*	*	8	诊断：湿疹样皮炎。药物：川百止痒洗剂	缺中医诊断证候，属诊断书写不规范、不全	1-10	*	
5	*	*	9	诊断：急性上呼吸道感染、感冒病、喉痹病。药物：美敏伪麻口服液、清开灵颗粒、咽立爽口含滴丸（50 mg，喷喉，qid）	（1）清开灵颗粒与咽立爽口含滴丸缺中医诊断证候。（2）咽立爽口含滴丸给药途径不适宜	1-10，2-3	*	
6	*	*	28	诊断：急性肠胃炎。药物：藿香正气软胶囊	缺中医诊断证候	1-10	*	
7	*	*	32	诊断：膝关节炎。药物：雪山金罗汉止痛涂膜剂	缺中医诊断证候	1-10	*	
8	*	*	33	诊断：左手烫伤、水火烫伤。药物：湿润烧伤膏	诊断无中医证候，属诊断书写不全	1-10	*	
9	*	*	47	诊断：急性上呼吸道感染、干眼症、感冒（邪犯少阳）。药物：复方双花片、小柴胡颗粒、金喉健喷雾剂	复方双花片、金喉健喷雾剂缺中医诊断证候	1-10	*	
10	*	*	52	诊断：高血压、高血脂。药物：氨氯地平、血塞通软胶囊	血塞通软胶囊缺中医诊断证候	1-10	*	
11	*	*	70	诊断：高血压、脑供血不足。药物：血塞通软胶囊	缺中医诊断证候，属临床诊断书写不全	1-10	*	
12	*	*	55	诊断：颈腰综合征、泌尿道感染、痔疮。药物：化痔栓、左氧氟沙星片	化痔栓缺中医诊断证候	1-10	*	
13	*	*	55	诊断：胸闷查因、胸痹。药物：复方丹参滴丸	临床诊断缺中医证候，属临床诊断书写不全	1-10	*	
14	*	*	58	诊断：颈动脉斑块、骨质疏松症、腰腿痛、焦虑抑郁状态、睡眠障碍、胃脘痛（寒湿）。药物：大活络胶囊	大活络胶囊缺中医诊断证候	1-10	*	

续表 2－4

案例编号	处方日期	患者	年龄/岁	处方事项	处方点评	问题代码	处方医师	医师确认
15	*	*	57	诊断：急性支气管炎。药物：蛇胆陈皮口服液	无中医诊断证候，属临床诊断书写不全	1－10	*	
16	*	*	63	诊断：急性支气管炎。药物：强力枇杷露	缺中医诊断证候，属临床诊断书写不全	1－10	*	
17	*	*	80	诊断：糖尿病、眩晕症、高脂血症、心动过速、胸痹、习惯性……药物：复方丹参滴丸、麻仁软胶囊	缺中医诊断证候，属临床诊断书写不全	1－10	*	
18	*	*	48	诊断：腰痛（肝肾阴虚）。药物：六味地黄丸	六味地黄丸用于肾阴虚人群，属临床诊断书写不规范	1－10	*	
19	*	*	58	诊断：腰痛（肾虚）。药物：六味地黄丸	六味地黄丸用于肾阴亏损，属临床诊断书写不全	1－10	*	
20	*	*	35	诊断：筋伤（气滞血瘀）。药物：氟比洛芬酯凝胶贴膏	筋伤（气滞血瘀）是中医诊断，属临床诊断书写不规范、不全	1－10	*	
21	*	*	36	诊断：慢性咽喉炎、急性鼻炎、心动过速查因。药物：六神丸	无中医诊断证候，属临床诊断书写不全	1－10	*	
22	*	*	28	诊断：低钙血症、出汗增多。药物：口服补液盐Ⅲ	临床诊断书写不规范、不全	1－10	*	
23	*	*	32	诊断：孕酮低	"孕酮低"属临床诊断书写不规范、不全	1－10	*	
24	*	*	32	缺临床诊断	未写临床诊断	1－10	*	
25	*	*	37	诊断：干眼	"干眼"属临床诊断书写不全、不规范，可能为"眼干燥症"或"干眼综合征"	1－10	*	
26	*	*	44	诊断：视力疲劳。药物：玻璃酸钠滴眼液	临床诊断书写不规范、不全	1－10	*	
27	*	*	38	诊断：产后复查	临床诊断书写不全	1－10	*	
28	*	*	42	诊断：甲癣、维生素缺乏。药物：维生素 E 胶囊	"维生素缺乏"属临床诊断书写不全，"维生素缺乏"可能为"维生素 E 缺乏病"	1－10	*	

续表 2-4

案例编号	处方日期	患者	年龄/岁	处方事项	处方点评	问题代码	处方医师	医师确认
29	*	*	44	诊断：37 冠折	临床诊断书写不全	1-10	*	
30	*	*	46	诊断：家庭医生免费慢病体检	临床诊断书写不全	1-10	*	
31	*	*	49	诊断：高尿酸血症（别嘌醇不耐受）。药物：非布司他片	非布司他适用于痛风患者高尿酸血症的长期治疗。不推荐用于无临床症状的高尿酸血症患者。属临床诊断书写不全	1-10	*	
32	*	*	57	诊断：动脉粥样硬化	慢性肾脏病诊断书写不全	1-10	*	
33	*	*	59	诊断：糖尿病、高血压、慢性肾功能不全。药物：沙格列汀片	对于慢性肾脏病 3b 期、4 期患者，沙格列汀建议用量为 2.5 mg/d，慢性肾脏病 5 期患者不建议使用，因此慢性肾功能不全没有指明具体阶段，属临床诊断书写不全	1-10	*	
34	*	*	80	诊断：高血压、心房颤动、2 型糖尿病。药物：厄贝沙坦氢氯噻嗪片、左旋氨氯地平片、阿司匹林肠溶片、沙格列汀片（5 mg qd）、格列齐特缓释片（120 mg qd）	（1）患者病历中描述"患者 6 年前 MRI 肝硬化？肌酐清除率 42.6 mL/min"。格列齐特主要在肝脏中代谢，严重肝功能不全禁忌使用。沙格列汀在慢性肾脏病 3b 期的建议用量为 2.5 mg/d。属临床诊断书写不全。（2）鉴于患者身体状况，格列齐特缓释片 120 mg/d，沙格列汀 5 mg/d，属用法、用量不适宜	1-10，2-5	*	
35	*	*	60	诊断：血糖偏高。药物：50% 葡萄糖注射液 20 mL × 9 支。用法：口服，每次 20 mL，每日 1 支	（1）临床诊断书写不规范、不全，"血糖偏高"可能为"糖尿病或糖耐量异常"。（2）用量应为"165 mL，顿服"，属用量不适宜	1-10，2-5	*	
36	*	*	61	诊断：胃炎、幽门杆菌感染……	临床诊断书写不全，"幽门杆菌感染"可能为"幽门螺杆菌感染"	1-10	*	

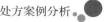

续表 2 − 4

案例编号	处方日期	患者	年龄/岁	处方事项	处方点评	问题代码	处方医师	医师确认
37	*	*	67	诊断：2 型糖尿病肾病、肾功能衰竭……药物：促红素注射液	促红素注射液用于肾功能不全致贫血等，属临床诊断书写不全	1 − 10	*	
38	*	*	70	临床诊断：上消化	临床诊断书写不全	1 − 10	*	
39	*	*	86	诊断：帕金森综合征、痹证（瘀血阻络）、认知障碍、高血压病、2 型糖……药物：二甲双胍片	开具处方临床诊断书写不全	1 − 10	*	
40	*	*	*	诊断：健康体检	临床诊断书写不全	1 − 10	*	
41	*	*	1	诊断：婴幼儿体检	未写临床诊断或书写不全	1 − 10	*	
42	*	*	*	诊断：右腕关节、慢性湿疹、急性冠周炎。药物：炉甘石洗剂、双氯芬酸乳胶剂、牛黄解毒片	"右腕关节"临床诊断书写不全	1 − 10	*	
43	*	*	*	诊断：皮真菌病	"皮真菌病"临床诊断书写不全	1 − 10	*	
44	*	*	*	临床诊断：（缺）	开具处方未写临床诊断	1 − 10	*	
45	*	*	*	诊断：原发的非胰岛素依赖型糖尿病	临床诊断书写不规范、不全	1 − 10	*	
46	*	*	57	诊断：胃痞病（气阴不足）、维生素缺乏。药物：雷贝拉唑钠肠溶片、复合维生素 B 片	胃痞病属中医诊断，属临床诊断书写不规范、不全	1 − 10	*	
47	*	*	50	诊断：两癌筛查。中医诊断：带下病（湿热下注）。药物：硝呋太尔制霉菌素阴道栓	只有中医诊断，临床诊断书写不规范、不全	1 − 10	*	
48	*	*	*	诊断：痹证（气阴两虚，痰瘀阻络）。药物：洛芬待因缓释片、氨基葡萄糖片	只有中医诊断，属临床诊断书写不全	1 − 10	*	
49	*	*	*	诊断：病毒疹	临床诊断书写不规范、不全	1 − 10	*	
50	*	*	*	诊断：家庭医生服务免费基因筛查。药物：瑞舒伐他汀钙片	未写临床诊断	1 − 10	*	

续表2-4

案例编号	处方日期	患者	年龄/岁	处方事项	处方点评	问题代码	处方医师	医师确认
51	*	*	*	诊断：明细表营养防治、营养风险干预	诊断书写不规范、不全	1-10	*	
52	*	*	*	诊断：急怀肠炎	"急怀肠炎"诊断书写不齐全，可能为"急性肠炎"	1-10	*	

案例2-4-33分析

患者，59岁，诊断：糖尿病、高血压、慢性肾功能不全。使用沙格列汀控制血糖。部分降血压、降血糖药物，使用剂量受肝肾功能影响，甚至属禁忌药物。对于慢性肾脏病（chronic kidney disease，CKD）3b期、4期患者，沙格列汀的建议用量为2.5 mg/d，CKD 5期患者不建议使用，因此慢性肾功能不全没有指明具体阶段，属临床诊断书写不全。

2012年改善全球肾脏病预后组织（Kidney Disease：Improving Global Outcomes，KDIGO）临床实践指南推荐，根据估算肾小球滤过率（estimated glomerular filtration rate，eGFR）和肾损伤证据将CKD分为5期：

1期：$eGFR \geqslant 90$ mL/（min·1.73 m²）（有肾损伤的证据，如蛋白尿）。

2期：60 mL/（min·1.73 m²）$\leqslant eGFR \leqslant 89$ mL/（min·1.73 m²）（有肾损伤的证据，如蛋白尿）。

3a期：45 mL/（min·1.73 m²）$\leqslant eGFR \leqslant 59$ mL/（min·1.73 m²）。

3b期：30 mL/（min·1.73 m²）$\leqslant eGFR \leqslant 44$ mL/（min·1.73 m²）。

4期：15 mL/（min·1.73 m²）$\leqslant eGFR \leqslant 29$ mL/（min·1.73 m²）。

5期：$eGFR < 15$ mL/（min·1.73 m²）。

五、单张门诊、急诊处方超过5种药品

典型案例见表2-5。

表2-5　单张门、急诊处方超过5种药品

案例编号	处方日期	患者	年龄/岁	处方事项	处方点评	问题代码	处方医师	医师确认
1	*	*	*	诊断：急性支气管炎。处方：①吸入用异丙托溴铵溶液，吸入用乙酰半胱氨酸溶液，吸入用布地奈德混悬液。②阿奇霉素片。③氨溴索片。④复方甲氧那明胶囊	单张处方超出5种药物	1-11	*	

六、无特殊情况下，门诊处方超过 7 日用量，急诊处方超过 3 日用量，慢性病、老年病或特殊情况下需要适当延长处方用量未注明理由

典型案例见表 2 - 6。

表 2 - 6 处方超使用时间

案例编号	处方日期	患者	年龄/岁	处方事项	处方点评	问题代码	处方医师	医师确认
1	*	*	67	诊断：睡眠障碍。药物：艾司唑仑片 14 片。用法：口服，每次 1 mg，睡前	根据《处方管理办法》，第二类精神药品一般每张处方不得超过 7 日常用量。对于慢性失眠、神经官能症、焦虑等的处方用量可以适当延长，医师应当注明理由。属处方用量适当延长未注明理由	1 - 12	*	
2	*	*	45	诊断：急性支气管炎、过敏性鼻炎、咳嗽病。药物：复方甲氧那明胶囊 60 粒。用法：每次 2 粒，口服，tid	《处方管理办法》规定，门诊处方一般不超过 7 日用量，急诊处方不得超过 3 日用量。属处方用量适当延长未注明理由	1 - 12	*	
3	*	*	42	药物：西替利嗪滴剂 20 mL × 3 瓶。用法：1 mL qd，口服	本次药物使用时间达 60 日。《处方管理办法》要求，无特殊情况，门诊处方不超过 7 日用量	1 - 12	*	
4	*	*	15	诊断：股癣。药物：曲安奈德益康唑乳膏 15 g × 2 支。用法：0.1 g，外用，bid	按"每次 0.1 g bid"计可使用 150 日，属处方超使用时间。每次使用 0.1 g，属用量不足	1 - 12，2 - 5	*	

七、其他类型不规范处方

典型案例见表 2 - 7。

表2-7 其他类型不规范处方

案例编号	处方日期	患者	年龄/岁	处方事项	处方点评	问题代码	处方医师	医师确认
1	*	*	2.5	打印后处方与电脑留存不一致	其他不规范处方	其他	*	
2	*	*	13	儿童使用成人处方纸（白色）	根据《中国国家处方集》处方说明，小于18岁均属儿童，须使用绿色处方纸	其他	*	
3	*	*	41	成人使用儿科处方纸（绿色）	成年人须使用白色处方纸	其他	*	

第三章　用药不适宜处方案例分析

第一节　用药不适宜处方分类

根据《医院处方点评管理规范（试行）》规定，下列情况判断为用药不适宜处方：

（1）适应证不适宜（问题代码：2－1）。

（2）遴选的药品不适宜（问题代码：2－2）。

（3）药品剂型或给药途径不适宜（问题代码：2－3）。

（4）无正当理由不首选国家基本药物（问题代码：2－4）。

（5）用法、用量不适宜（问题代码：2－5）。

（6）联合用药不适宜（问题代码：2－6）。

（7）重复给药（问题代码：2－7）。

（8）有配伍禁忌或者不良相互作用（问题代码：2－8）。

（9）其他用药不适宜情况（问题代码：2－9）。

第二节　用药不适宜处方点评分析核心要点

一、适应证不适宜

处方开具药品的适应证/作用和用途与临床诊断或病情不符，即所用药品与诊断不对应。中成药功能主治与中医诊断证候不符。

甄别适应证不适宜与临床诊断书写不全，有时候需要结合病历综合判断。例如，苯海索片用于精神病，从处方看属适应证不适宜，结合病历发现患者使用药物后出现锥体外系反应、静坐不能，因此实属临床诊断书写不全。

二、遴选的药品不适宜

遴选的药品不适宜是指患者有使用某类药物的指征，但选用的药物相对于老年人、儿童、孕妇、月经期妇女等特殊人群，以及肝、肾功能不全的某些患者，有潜在的不良反应或安全隐患等情况。

（1）处方开具的药品是特殊人群（如妊娠期妇女、哺乳期妇女、经期妇女和儿童）禁忌使用的。

（2）老年患者（如代谢功能减退，尤其是处于疾病状态和营养不良者）及肝、肾功能不全者。属于疾病状态与药物相互作用。

（3）药品选择与患者性别、年龄不符。有些药物对年龄和体重有要求，如多潘立酮片用于 12 岁以上或体重大于 35 kg 者，氯雷他定用于成人和 6 岁以上及体重大于 30 kg 的儿童，左西替利嗪片用于成人及 6 岁以上儿童且每日 5 mg。

（4）患者有药物过敏史。

（5）患者有药物禁忌的疾病史，如曲美他嗪禁用于帕金森综合征及严重肾功能不全 [肌酐清除率（creatinine clearance rate，Ccr）<30 mL/min］人群。

（6）处方药品与患者疾病轻重程度不符，如儿童轻症扁桃体炎使用头孢克洛干混悬剂。

（7）药品浓度和溶媒选择不适宜，如克林霉素注射剂、阿奇霉素注射剂有特殊要求。

三、药品剂型或给药途径不适宜

（1）药品剂型不适宜。

A. 鼻炎用"鼻喷雾剂"开成哮喘用"吸入粉雾剂"。

B. 妇科用栓剂开成皮肤用软膏剂。

C. 滴眼剂开成滴耳剂，如左氧氟沙星滴眼液开成左氧氟沙星滴耳药。

D. 鼻饲患者开缓控释制剂，而绝大多数缓控释制剂不建议磨碎。奥美拉唑肠溶片和艾司奥美拉唑肠溶片可以溶于不含碳酸盐水中供胃管给药。

（2）给药途径不适宜。

A. 只能静脉注射的药物开成肌内注射。

B. 外用药品用法写为口服。

C. 肌内注射药品开成静脉注射。例如，异丙嗪注射液只能在紧急情况下缓慢静脉注射；灭菌注射用水不能直接静脉注射用。

D. 注射药物作为外用冲洗药，但给药途径写成注射。例如，0.9% 氯化钠注射液 100 mL 用于外伤，给药途径写成注射。

四、无正当理由不首选国家基本药物

（1）基本药物是适应基本医疗卫生需求，剂型适宜，价格合理，能够保障供应，公众可公平获得的药品。

（2）WHO 于 1977 年首次制定 WHO 基本药物标准清单，每 2 年进行更新，现行版本为第 20 版（2017 年 3 月发布，2017 年 8 月修订）。

（3）《国家基本药物目录》（2018 年版）的发布是我国基本药物目录时隔 6 年以来的重大调整。

（4）1985 年，WHO 在肯尼亚首都内罗毕召开了划时代的"合理用药"大会，将合理用药定义为"安全、有效、简便、及时、经济地用药"，由此扩展了基本药物制度的内涵。合理用药是国家遴选基本药物目录的主要依据。合理用药成为实施基本药物制度的重要使命，宣告了基本药物与合理用药相结合的新时代的到来，以求两者都获得更强的生命力。

五、用法、用量不适宜

处方开具药品的用法、用量与药品监督管理部门批准的该药品的说明书不符。

（1）二甲双胍片用于 2 型糖尿病没有根据疾病轻重选择药物剂量。

（2）给药次数过多，导致药物相对剂量过大、药物效应加强；给药次数过少，致药物相对剂量过小、药物效应弱化。

（3）用药剂量过大或不足。

（4）不同适应证用法、用量不适宜。例如，阿昔洛韦用于单纯疱疹的用法、用量要求与带状疱疹的不一样，甲硝唑用于厌氧菌的用法、用量要求与滴虫感染的不一样。

（5）手术预防用药时机不适宜。《卫生部办公厅关于抗菌药物临床应用管理有关问题的通知》（2009）指出：Ⅰ类切口手术一般不预防使用抗菌药物，确实须使用时，要严格掌握适应证、药物选择、用药起始与持续时间。给药方法要按照《抗菌药物临床应用指导原则（2015 年版）》有关规定，即术前 0.5～2 小时，或麻醉开始时首次给药；手术时间超过 3 小时或失血量大于 1 500 mL，术中可给予第二剂；总预防用药时间一般不超过 24 小时，个别情况可延长至 48 小时。

（6）因特殊原因需要调整用量而未调整用量的。

六、联合用药不适宜

一般而言，联合用药是指同时或一定时间内先后应用 2 种或 2 种以上药物。

（1）产生拮抗作用的药物联合使用，如散瞳药（阿托品）与治青光眼药（毛果芸香碱）、抗胆碱药（消旋山莨菪碱）与胃动力药（多潘立酮、莫沙必利、甲氧氯普胺）联合使用；功能主治相左的中成药同时使用于非寒热错杂病证，致药效减弱。

（2）联用后加重药物不良反应的情况。

（3）联用后减弱药物治疗作用的情况。

（4）无须联合用药而采用联合用药的情况。

七、重复给药

（1）同一种药物重复使用。例如，成分相同但商品名或剂型不同的药物合用，单一成分与含有该成分的复方制剂合用，常见有感冒用药类复方制剂或抗过敏药组分中的对乙酰氨基酚、氯苯那敏等。

（2）药理作用相同的药物重复使用。例如，非甾体抗炎药（nonsteroidal antiinflammatory drugs，NSAIDs）的联合使用，β受体激动剂（吸入用沙丁胺醇溶液＋特布他林雾化液），布洛芬与对乙酰氨基酚，第一代抗组胺药（氯苯那敏、曲普利啶、异丙嗪）等。

（3）同类药物或相同作用机制的药物合用。

八、有配伍禁忌或者不良相互作用

配伍禁忌是指2种或2种以上药物联合使用时发生的可见或不可见的物理或化学变化，如出现沉淀或变色，导致药物疗效降低。口服制剂多发生在溶液制剂间。

不良相互作用是指借助于机体的因素，包括药物的吸收、分布、代谢和排泄相关的酶、转运蛋白，以及受体等因素，导致药物药效减弱或毒副作用增强，常以药物不良反应的形式表现出来。

部分不良相互作用可以通过用药交代规避，如交代患者乙酰半胱氨酸颗粒与阿奇霉素颗粒等勿在同一溶液中溶解服药；蒙脱石散与质子泵抑制剂（proton pump inhibitor，PPI）、抗菌药物、益生菌制剂等错开时间使用；复方甲氧那明胶囊与其他镇咳祛痰药、感冒用药、抗组胺药、镇静药间隔2小时使用。

（1）药物配伍使用时，发生浑浊、沉淀、产生气体及变色等外观异常的现象等理化反应，如维生素 B_2 与维生素 C 同时使用发生氧化还原反应。

（2）药品配伍使副作用或毒性增强，引起严重不良反应。

（3）药品配伍使治疗作用过度增强，超出机体所能耐受的能力，也可引起不良反应，甚至危害患者生命等，如阿托伐他汀片（40 mg/d）＋氯吡格雷片（75 mg/d）。

（4）药品配伍使治疗作用减弱或药品的稳定性降低。

九、其他用药不适宜情况

不能完整归入上述类别，则归入其他类。

第三节　药物相互作用

致力于确保患者安全并避免与药物相关的伤害是医疗人员的工作目标，因此，了解药物相互作用原则以避免相关的伤害，以及应用药物相互作用决策支持工具来提供循证的临床决策非常重要。本节介绍药物相互作用的一般原理和概念，结合真实案例讨论说明关键概念的应用，并强调了解药物相互作用机制的重要性及药物相互作用如何影响药物治疗的临床评估和管理。

一、历史背景

20 世纪 70 年代之前，临床对药物相互作用关注较少，特别是对药物代谢更没有重视。直到 20 世纪 90 年代，WHO 国际药物不良反应监测中心注意到非镇静类抗组胺药物阿司咪唑与伊曲康唑和克拉霉素等 CYP3A4 强抑制剂合用后出现 QT 间期延长等严重的药物相互作用而导致致死性心律失常事件后，临床开始注意到药物相互作用的潜在危害。有研究者统计，1998—2004 年，数十种药物因为药物 - 药物相互作用（DDI）产生的严重不良反应或治疗失败而撤市，如阿司咪唑、西立伐他汀、特非那定、曲格列酮等。为了临床安全用药、减少不良反应的发生，全球越来越关注药物相互作用的危害。目前，研究比较深入且临床意义明确的药物相互作用包括环孢素与唑类抗真菌药物同时使用引起环孢素的血药浓度增高；在抗凝治疗中，华法林与胺碘酮、氟康唑等 CYP2C9 抑制剂合作引起抗凝作用增强；地高辛与克拉霉素/罗红霉素合用引起地高辛的血药浓度升高；等等。

二、定义

传统的 DDI 是指 2 种或 2 种以上药物同时或在一定时间内先后使用时，在机体因素（如药物代谢酶、药物转运蛋白、药物结合蛋白、基因多态性等）的参与下，药物因彼此之间相互作用而导致的药物代谢动力学（简称"药动学"）和/或药物效应动力学（简称"药效学"）的变化。临床表现为药效增加和/或不良反应加重，也可表现为药效减弱和/或不良反应减轻。药物在体内的相互作用可分为 2 种：一种为药动学相互作用，即影响药物的吸收、分布、代谢和排泄过程；另一种为药效学相互作用，即影响药物的药理效应。一些药物相互作用可能具有有益作用，可以增强疗效，而其他药物相互作用可能导致药效降低，甚至产生严重毒性反应，使治疗结果不理想。

药物与营养品、食物、中药、疾病或实验室检测试剂之间也可产生相互作用，肝肾功能不全对药物处置和药效也有影响。对于病情稳定的慢性病患者，相对固定的药物治疗组合，DDI 是固定的。因此，须重视疾病（如肝肾功能不全、胃部疾病等）对药物的影响。

三、与 DDI 相关的术语

潜在的 DDI：联用 2 种已知可发生相互作用的药物，处于暴露状态下的患者可能发生的 DDI。

临床意义的 DDI：应引起医疗专业人员重视的，对治疗结果有影响的 DDI。药物相互作用数据库 UpToDate 临床顾问软件中 Lexicomp 数据将药物相互作用级别分为五级：X 级，避免使用；D 级，调整方案；C 级，监测下使用；B 级，无须调整；A 级，未报道相互作用。X 级、D 级、C 级为具临床意义的药物相互作用。

四、药物相互作用

不良 DDI：本质为药物代谢被抑制（药物相对过量）或药物代谢被诱导（药物相对不足）。不良 DDI 可以避免，由已确定的不良相互作用而导致不良 DDI 发生属医疗差错，应区别于药品不良反应（adverse drug reaction，ADR）。

治疗指数窄（narrow therapeutic index，NTI）的药物：较小暴露量的变化就可能导致毒性反应或者失效的药物。

代谢性 DDI 机体因素：①代谢酶药物，包括 I 相代谢酶和 II 相代谢酶， I 相代谢酶包括细胞色素 P450 （cytochrome P450，CYP450）等；②药物转运蛋白，如 P 糖蛋白（P-glycoprotein，P-gp）和位于肝脏中的有机转运肽等。

（一）P 糖蛋白

存在于肠黏膜中的转运蛋白是临床相关 DDI 中的重要因素。一些蛋白质参与化合物从肠腔进入门静脉血流的转运，而其他蛋白质则参与化合物从肠黏膜排入肠腔中的过程。流出转运蛋白，特别是位于细胞膜中的特异性糖蛋白——P-gp 是最常见的。P-gp 是一种经遗传编码的 ATP 依赖性转运蛋白，存在于多个解剖位置，其主要存在于肠道黏膜细胞的顶端表面，通常从胃到结肠的浓度逐渐增加。此外，P-gp 还存在于许多淋巴细胞亚群和脑毛细血管内皮细胞内。P-gp 的主要作用是限制组织细胞内药物的暴露，将化合物从肠细胞内部泵送回肠腔，肾细胞内的药物泵入肾小管，肝细胞内的药物泵入胆汁中。使用 P-gp 底物与其抑制剂，可增加底物的吸收量，使血清药物浓度升高。P-gp 抑制剂主要有维拉帕米、环孢菌素、克拉霉素等。利福平等 P-gp 诱导剂可增加 P-gp 的表达，与底物共同给药时，可使底物流入肠道的量增多，从而降低底物的血清浓度。

（二）代谢酶

肝功能异常指各种导致肝损伤的因素使肝实质细胞及正常组织结构遭受破坏，导致肝脏物质代谢、胆汁合成与分泌、解毒及免疫功能的障碍。肝功能异常可能影响药物的吸收、分布、代谢和排泄过程，也可能影响受体的亲和力或内在活性，进而影响药物的疗效，甚至引起不良反应。

药物代谢主要在肝脏进行。某些致病因素可对肝脏造成损害，引起肝脏的变性、坏死、纤维化、肝硬化，导致肝功能的异常。肝脏本身具有强大的储备和再生能力，通过其代谢补偿功能，较轻程度的损害一般不会导致其发生明显的异常。如果损害比较严重、广泛、时间长（一次或长期反复损害），则可引起明显的物质代谢障碍、解毒功能降低、胆汁的形成障碍和排泄障碍及出血倾向等肝功能异常改变。

肝脏在对药物或内、外来源物进行生物转化时依赖肝微粒体中的多种酶系，其中最重要的是细胞色素 P450（CYP450）混合功能氧化酶系。涉及代谢变化的药动学相互作用是临床上显著的药物相互作用的常见原因。药物代谢分为两大类： I 相代谢和 II 相代谢。 I 相代谢主要是分子内变化，包括氧化、还原和水解，进而增加药物极性，从而使药物毒性降低。 II 相代谢主要是结合反应，将 I 相代谢反应的产物与内源性物质结合，发生葡萄糖醛酸化、硫酸化、乙酰化和甲基化等反应，主要是终止药物的生物活性。 I 相代谢中主要负责药物代谢的酶是 CYP 酶系统，它们在许多重要的药物相互作用中发挥关键作用。同时服用由同种 CYP450 酶家族代谢的药物时，发生增强或抑制的相互作用的可能性会增加。

目前，已经发现了数百种细胞色素同工酶，其中有 6 种同工酶特别重要，会参与绝大部分药物代谢，分别是 CYP1A2、CYP2C8、CYP2C9、CYP2C19、CYP2D6 和 CYP3A4。人体内以 CYP3A4 的含量最高，约占人体肝脏 CYP 总量的 30%，底物最广泛（约 50% 的药物经其催化代谢），因此在药物代谢中占有相当重要的地位。CYP450 可受药物、年龄、机体状态、遗传、疾病、营养、吸烟和饮酒等多种因素影响，其中，药物能够显著影响其活性。

诱导药酶增强活性（称为酶促作用），使其他药物或本身代谢加速，导致药效减弱（但也可使前体药物更快发生药效）的药物，称为药酶诱导剂，包括利福平、苯妥英钠、卡马西平、贯叶连翘（圣约翰草提取物）和奈韦拉平等。

抑制或减弱药酶活性（称为酶抑制作用），减慢其他药物代谢，导致药效增强的药物，称为酶抑制剂。对酶的抑制作用所致的代谢性药物相互作用的临床意义大于酶促作用，占该酶系统全部相互作用的 70%。许多药物如部分他汀类药物（辛伐他汀）、部分大环内酯类抗生素（克拉霉素）、部分唑类抗真菌药（伊曲康唑）、部分氟喹诺酮类药物（环丙沙星）和 HIV 蛋白酶抑制剂是 CYP450 的抑制剂。酶抑制剂会减慢药物代谢的速度，导致体内药物蓄积并产生潜在毒性。葡萄柚及葡萄柚汁是 CYP3A4 的抑制剂，目前已知可提高非洛地平、阿托伐他汀、胺碘酮、布地奈德、丁螺环酮、环孢菌素、阿利吉仑等药物的生物利用度，降低这些药物的清除率。需要指出，葡萄柚是一种杂交品种，非普通柚、沙田柚或橙，因产地和饮用量不同，有时表现为 CYP3A4 强抑制剂，有时表现为 CYP3A4 中等强度抑制剂。抑制作用可分为可逆的和不可逆的，可逆的抑制作用更为多见，不可逆的药物相互作用往往比可逆机制引起的相互作用更有意义。目前已知会引起不可逆抑制作用的药物有大环内酯类抗生素（如红霉素、克拉霉素等）、帕罗西汀和地尔硫草等。

美国食品药品监督管理局（Food and Drug Administration，FDA）在 2017 年发布的《药品生产企业临床药物相互作用研究：试验设计、数据分析、临床应用的指南》中，提出了酶抑制剂活性的分级标准。根据酶抑制剂对底物药物的曲线下面积（area under the curve，AUC）增加的倍数来进行分级。如果底物 AUC 增加 ≥5 倍，则为强抑制剂；2 倍 ≤AUC 增加 <5 倍，则为中等抑制剂；1.25 倍 ≤AUC 增加 <2 倍，则为弱抑制剂。一般认为强抑制剂能产生具有临床意义的相互作用。

几种常见的 CYP450 抑制剂的分级见表 3−1。

表 3－1　FDA 公布的部分酶抑制剂活性强弱分级

分级		代表药物
CYP3A4	强抑制剂（AUC 增加≥5 倍）	伊曲康唑、酮康唑、伏立康唑、克拉霉素、地尔硫䓬、胺碘酮、波普瑞韦、泰利霉素、阿扎那韦、利托那韦、奈法唑酮、奈非那韦、葡萄柚汁*
	中等抑制剂（2 倍≤AUC 增加＜5 倍）	阿瑞匹坦、西咪替丁、环丙沙星、克霉唑、环孢素、红霉素、氟康唑、氟伏沙明、伊马替尼、维拉帕米
CYP1A2	强抑制剂（AUC 增加≥5 倍）	环丙沙星、依诺沙星、氟伏沙明、扎鲁斯特
	中等抑制剂（2 倍≤AUC 增加＜5 倍）	甲氧西林、口服抗凝药、美西律
CYP2C8	强抑制剂（AUC 增加≥5 倍）	氯吡格雷、吉非贝齐
	中等抑制剂（2 倍≤AUC 增加＜5 倍）	地拉罗司、特立氟胺
CYP2C9	强抑制剂（AUC 增加≥5 倍）	无
	中等抑制剂（2 倍≤AUC 增加＜5 倍）	胺碘酮、氟康唑、咪康唑、罂粟碱、非尔氨酯
CYP2C19	强抑制剂（AUC 增加≥5 倍）	氟康唑、氟西汀、氟伏沙明、噻氯匹定、伏立康唑、奥美拉唑
	中等抑制剂（2 倍≤AUC 增加＜5 倍）	无
CYP2D6	强抑制剂（AUC 增加≥5 倍）	胺碘酮、丁螺环酮、氟西汀、帕罗西汀、特比萘芬、奎尼丁
	中等抑制剂（2 倍≤AUC 增加＜5 倍）	西咪替丁、西那卡塞、度洛西汀、氟伏沙明、米拉贝隆

*：葡萄柚汁品牌不同、浓度不同，对 CYP3A4 的作用影响差异较大，有的研究将其归入强抑制剂，有的则将其归为中等抑制剂。

由于肝脏功能的复杂性，目前尚无用于评价肝脏消除药物能力并作为药物剂量调整依据的内源性指标，任何单一的指标都难以全面反映其功能状态。肝功能损害既可由肝脏本身的疾病所致，也可继发于其他系统的疾病，对于肝功能损害的全面评价比较困难。因此，合并肝功能异常的患者用药时更须谨慎，必要时通过调整药物剂量或更换药物以确保疗效和安全性。例如，广泛应用的他汀类降脂药及抗血小板药物等，可对肝功能造成多方面的影响。

目前，临床上常用的评价肝功能的主要指标包括血清生化指标、Child-Turcotte-Pugh（CTP）评分系统和影像学检查等。

1. 传统评价肝功能的血清生物化学指标

与肌酐清除率用于评估患者肾功能不同，肝功能指标中的转氨酶、胆红素等并不能客观、准确地判断肝病患者的病情及肝脏储备功能。但因其方便、易得，可在一定程度上反映肝脏的代谢，肝细胞有无受损及受损严重程度，以及肝脏的分泌、排泄及解毒功能等，目前仍然是临床最常用的评价肝功能的指标。在实际工作中，由于检测方法不同及定义正常值时参考人群有潜在差异，不同实验室使用的各生化指标的正常水平可能存在较大差异，因此"各生化指标水平异常"应该是指高于或低于某具体实验室推荐的正常水平。

目前常用的肝脏生化指标可分为以下几类：①反映肝细胞损伤的指标，如谷丙转氨酶（glutamic-pyruvic transaminase，GPT）［又称丙氨酸转氨酶（alanine aminotransferase，ALT）］和谷草转氨酶（glutamic-oxaloacetic transaminase，GOT）［又称天冬氨酸转氨酶（aspartate transaminase，AST）］水平升高；②提示胆汁淤积的指标，如血清碱性磷酸酶（alkaline phosphatase，ALP）水平升高；③监测肝脏转运有机阴离子和清除循环内源性或外源性物质的能力的指标，如血清总胆红素（total bilirubin，TBIL）水平；④反映肝脏合成功能的指标，如血清白蛋白（albumin，Ab）水平和凝血酶原时间（prothrombin time，PT）；⑤新出现的能直接或间接评估肝损伤严重程度及是否可逆的指标。

（1）氨基转移酶：ALT 和 AST 是临床应用最为广泛、最先出现的反映肝细胞损伤的生化指标。对血清 ALT 和 AST 的正常值上限（upper limit of normal，ULN），目前尚无一致意见，多为 40～50 U/L。在致病因子的作用下，如肝细胞变性和坏死都会导致细胞内 ALT 和 AST 释放入血而引起血清氨基转移酶活性升高，通常可先于临床症状出现，是反映肝损害的敏感指标，且 ALT 反映肝损害的灵敏度高于 AST。须注意的是：①血清氨基转移酶水平的高低并不一定与肝损害的严重程度平行，骨骼肌、心脏、肾脏等其他组织器官病变也可导致血清 ALT 和/或 AST 活性升高。但是随着肝损伤程度的加重，肝细胞大量坏死，氨基转移酶耗竭，在重症肝病阶段反而出现氨基转移酶下降的现象，因此其水平升高并不能准确反映肝脏疾病的严重程度及评价预后。②各种致病因素所致 ALT 和 AST 的升高速度和程度是不同的，对血清氨基转移酶水平的动态监测有助于急性肝损害病程观察和/或病因的鉴别。例如，AST > ALT 可见于酒精性肝病、肝硬化、缺血性肝炎、充血性肝病、肝动脉损伤血栓形成/闭塞和全胃肠外营养等情况；AST < ALT 可见于非酒精性脂肪性肝病、急慢性病毒性肝炎、药物性肝损伤等多种疾病。药物性肝损伤（drug-induced liver injury，DILI）也是肝功能异常的常见原因。长期服用抗结核药（如异烟肼、利福平）、唑类抗真菌药及抗抑郁药等均可引起血清氨基转移酶水平持续升高，停药后肝功能可恢复正常。

（2）TBIL：反映胆红素代谢的标志物。TBIL 包括直接胆红素（direct bilirubin，DBIL）和间接胆红素（indirect bilirubin，IBIL）。当肝细胞受损时，肝脏对胆红素的处理能力下降，导致水平升高。但由于肝脏清除能力具备较强的储备，故 TBIL 不是评价肝功能异常的敏感指标。临床将 TBIL 升高分为 DBIL 升高和 IBIL 升高，有利于鉴别诊断。DBIL 升高提示存在肝脏疾病，见于肝实质损伤或胆汁淤积；IBIL 升高则可能由肝前疾病所致。

（3）ALP：主要来自肝脏和骨骼，也可来源于胎盘、肠道或肾脏。排除正常妊娠和生长期等生理因素及骨骼疾病，ALP 明显升高（≥4 ULN）提示肝胆疾病（胆汁淤积相关），ALP 轻度升高（≤3 ULN）对于判断胆汁淤积缺乏特异性，可见于各种类型的肝病及充血性心力衰竭。单项 ALP 升高或以 ALP 升高为主的肝生化指标异常可见于多种情况，如梗阻性黄疸、胆道阻塞、黄疸型肝炎、肝癌、骨骼疾病及服用药物（如苯妥英钠）等，须结合氨基转移酶水平、TBIL 等指标进行综合判断。

（4）Ab 和 PT：Ab 是血浆含量最多的蛋白质，肝脏是其唯一的合成部位。低 Ab 血症通常反映肝损害严重，当肝细胞出现大量坏死，其他功能不能完全代偿时，会出现 Ab 水平下降，常见于慢性肝病如肝硬化患者。但低 Ab 血症并非肝脏疾病的特异性表现，营养不良、慢性感染、恶性肿瘤及医源性因素等都可能导致低 Ab 血症的产生。因此，血清 Ab 仅能部分反映肝脏的合成功能。PT 是凝血酶原转变为凝血酶，促使血浆凝固的时间，是评价肝脏合成功能的另一指标。当肝细胞广泛受损时，肝脏合成凝血因子的能力下降，导致 PT 延长。PT 有 4 种实验室报告方式：PT（s）、凝血酶原活动度（prothrombin activity，PTA）、凝血酶原时间比率（prothrombin time ratio，PTR）和国际标准化比率（international standardization ratio，INR），其中 PTA 与 INR 是最常用的评价指标，目前 PTA 已作为我国肝功能衰竭判断指标之一。INR 对于评价肝衰功能竭状态具有一定的参考意义，国际上通常将 INR > 1.5 作为肝功能衰竭诊断标准之一，但由于其在临床上也用于监测口服抗凝血药物治疗的患者，因此对于 INR 是否适用于所有肝病患者仍存在争议。PT 延长并非肝脏疾病的特异性表现，先天性凝血因子缺乏、纤溶亢进、弥散性血管内凝血、服用抗凝药和异常抗凝血物质均会引起 PT 延长。

2. CTP 评分系统

不同的肝脏疾病（如胆汁淤积型肝炎、肝细胞损伤、病毒性肝炎、急性肝炎、肝硬化、肝癌等）其生化指标异常情况不一样，且指标异常程度通常并不能与疾病严重程度完全同步，所以很难用单一的指标来评价肝功能及其他疾病。基于临床的需求与长期实践，目前广泛应用的评价体系都是根据疾病本身的进展与要求建立不同的多个指标联合的评价模型来评估肝功能及预后，如主要用于肝硬化患者预后、肝叶切除及肝脏介入术术前评估及预后预测的 CTP 评分系统。CTP 评分系统以肝性脑病分级、腹腔积液程度、TBIL、Ab 及 PT 为基础对肝功能进行评估，其采用的相关指标均为常规检查项目，数据易得，计算方便，是目前最为经典、应用最为广泛的肝功能分级模型。

目前临床常用的 Child-Pugh 肝功能分级还不足以反映肝的储备功能。肝储备功能综合评估指标还包括影像学检查、吲哚菁绿（indocyanine green，ICG）排泄试验等。ICG 排泄试验通常以 15 分钟血中 ICG 潴留率（ICGR15）或 ICG 最大清除率（ICG_{max}）作为衡量指标。对于有梗阻性黄疸的患者，ICGR15 结果往往不能准确反映肝脏储备功能，应等黄疸水平降至正常再进行检测。

五、药物相互作用高危因素

在机体因素参与下，药物相互作用发生药动学和（或）药效学变化的影响因素见表 3 - 2。

表 3-2　药物相互作用的危险因素

项目		危险因素	潜在影响
患者特征			
人口学		年龄 （<5 岁或 >65 岁）	引起药物分布改变，清除率降低，可能导致药物蓄积
		女性	与男性相比，代谢能力更低。重视：月经期、妊娠期、分娩期、哺乳期
		种族	亚洲人群与欧美人群比较，奥美拉唑疗效不稳定
社会因素		营养状况	影响 CYP450 酶活性（如葡萄柚汁可抑制 CYP3A4）
		吸烟	影响 CYP450 酶活性（即诱导 CYP1A2）
		饮酒	影响 CYP450 酶活性，特别是 CYP2E1
器官功能障碍，存在合并症、共病等		肾功能不全	药物清除率降低，可能导致血药浓度升高和蓄积
		肝功能不全	代谢减弱，可能导致血清中原型药物及其代谢物的浓度升高和蓄积
		心力衰竭	治疗合并症所需的药物数量增加，增加风险
		慢性阻塞性肺病	治疗合并症所需的药物数量增加，增加风险
内分泌及代谢		肥胖	改变亲脂性药物的分布
		脂肪肝	代谢改变
		低蛋白血症，多为慢性病所致	高蛋白结合率，游离血清药物浓度升高，如地高辛、苯妥英钠
基因		遗传多态性（超速、强、中间或弱代谢型）（CYP450、单胺氧化酶、葡萄糖-6-磷酸脱氢酶）	代谢酶组分差异。如异烟肼有快、慢乙酰化，前者致外周神经炎发生较少。葡萄糖-6-磷酸脱氢酶缺乏可影响阿司匹林、对乙酰氨基酚、磺胺类等的代谢
急性疾病		脱水	升高血清药物浓度
		低血压	清除率下降
		低温	清除率下降
		感染	代谢加速

续表 3 - 2

项目	危险因素	潜在影响
药物特征	治疗指数窄	与药物剂量相关的 ADE 的风险增大，如地高辛、华法林、苯妥英、茶碱等
	高血浆蛋白结合（＞90%）	游离药物（活性药物）增多，受影响药物有华法林、苯妥英、丙戊酸等
	低分布容积	药物局限于血浆中
	CYP450 酶底物	血清药物浓度上升或下降，与共同给药的促变药是诱导剂或抑制剂有关
	P-gp 转运体底物	血清药物浓度上升或下降，与共同给药的促变药是诱导剂或抑制剂有关
其他因素	多重给药	随着药物数量的增加，DDI 的风险增大。5 种药物 DDI 风险增大 50%，8 种增大 100%，可能导致"处方瀑布"
	处方者数量	存在多个处方者使得处方药数量增多
	涉及药房数量	涉及多个药房使得处方药数量增多
	自我治疗	保健品、非处方药与处方药相互作用
	住院时间长	易患医源性疾病和后续药物治疗

主要原因：多重用药，体弱的老年人，营养状况不佳、免疫功能低下的重症患者，治疗指数窄的药物发生药物相互作用机会增多。

案例 1

使用抗血小板药的高危因素

患者：×××，男，68 岁，2020 年 11 月 ×× 日就诊。诊断：胃窦溃疡并出血、高血压、高脂血症（他汀类疗效欠佳）、前列腺增生症等。处方药物：多沙唑嗪缓释片、比索洛尔片、阿托伐他汀钙片、非那雄胺片、氯吡格雷片。

请判断使用抗血小板药的高危因素及对其使用影响最大的高危因素？

根据《冠心病合理用药指南（第 2 版）》，使用抗血小板药有下列高危因素：①年龄≥65 岁；②有消化性溃疡或上消化道出血史；③有消化不良或胃食管反流症状；④长期吸烟或有害使用酒精饮品；⑤联合用药，如双联抗血小板用药，抗血小板药物联合抗凝药物、NSAIDs、糖皮质激素、抗抑郁药物。

因此，可判定患者共 2 个高危因素：年龄 68 岁，有胃窦溃疡并出血史。其中，胃窦溃疡并出血史是最大高危因素。

使用抗血小板药物，具备上述高危因素之一者可以应用 PPI。前 6 个月可联合应用 PPIs 口服制剂，6 个月以后可间断服用 PPIs。

1. **药动学**

药动学相互作用可发生在给药/吸收、分布、代谢、排泄/消除等过程，具体作用机制见表 3 – 3。

表 3 – 3 常见的药动学相互作用机制

药动学相互作用	机制	经典例子
给 药/吸 收，该环节对急性用药影响更大	改变胃液 pH 会影响其他药物的吸收	①伊曲康唑需要在酸性条件下才能溶解。②经典的 HP（＋）药物治疗组合：PPI＋阿莫西林＋克拉霉素，空腹使用 PPI 后 1 h，再使用阿莫西林和克拉霉素
	诱导或抑制胃肠道中的 CYP 酶	葡萄柚汁抑制肠道 CYP3A4 酶，可能增加硝苯地平和维拉帕米（CYP3A4 底物）的生物利用度
	诱导或抑制胃肠道中的 P-gp（药物外排泵，排出药物）	达比加群酯是 P-gp 的底物，P-gp 强效抑制剂（如酮康唑、克拉霉素和胺碘酮）可能会增加该药的峰值浓度，增加出血风险，尤其对于重度肾功能不全患者
	增加或延迟胃排空/胃运动	①胃动力药（多潘立酮）、胃肠动力药（莫沙必利），致解离度小、难吸收药（地高辛、茶碱）的血药浓度降低。②抗胆碱药、镇静药可延长胃排空，致地高辛血药浓度升高
	高脂饮食、高蛋白饮食	高脂饮食显著降低他克莫司吸收，高蛋白饮食影响多巴丝肼疗效
	杀死肠道细菌	左氧氟沙星可以杀灭肠球菌
	形成难溶性络合物	钙、铁、铝或镁抗酸剂等与四环素、喹诺酮类、左甲状腺素、异烟肼、左旋多巴、双膦酸盐等形成药物 – 金属络合物，降低了药物在胃肠道的吸收。例如，某患者患胃溃疡、尿路感染，处方为磷酸铝凝胶、左氧氟沙星片，建议两者使用间隔 4 h
	物理化学反应	注射用头孢曲松钠与乳酸钠林格注射液（含 Ca^{2+}）析出沉淀
分布	两种高蛋白结合率的药物之间的相互作用	磺胺甲基异噁唑从蛋白质结合位点取代华法林从而增加华法林游离药物浓度，磺胺甲基异噁唑抑制华法林的代谢。因此，机体无法及时消除增加的游离华法林，最终可能导致 INR 增加及潜在的出血风险
	抑制位于血 – 脑屏障中的载体蛋白如 P-gp 和位于肝脏中的有机转运肽	环孢菌素可抑制转运蛋白有机转运肽，降低大多数他汀类药物的肝摄取，由于他汀类药物的作用位点在肝脏，因此他汀类药物的疗效可能会下降

续表 3 - 3

药动学相互作用	机制	经典例子
代谢	诱导或抑制肝脏中的 CYP 酶	环丙沙星作用于 CYP1A2 酶以抑制茶碱的代谢,增加中毒风险;不同的氟喹诺酮类药物的相互作用程度各异
		胺碘酮、非甾体抗炎药、环丙沙星、大环内酯类(阿奇霉素除外)、复方磺胺甲基异噁唑致华法林血药浓度升高,出血风险增加
		沙格列汀主要通过 CYP3A4 代谢,CYP3A4/5 强抑制剂(如伊曲康唑、克拉霉素)抑制沙格列汀代谢,沙格列汀最大剂量为:2.5 mg/d
		CYP3A4/5 强抑制剂,抑制对钙通道阻滞药(如非洛地平、硝苯地平等)的代谢
排泄/消除,主要指肾小球滤过、重吸收、主动分泌及胆汁分泌等	2 种药物竞争肾小管的同一主动转运系统,减少其排泄,延长药物作用时间	水杨酸盐可降低氨甲蝶呤(大剂量 15 mg qw)、地高辛清除率。水杨酸盐通过 PGE2 减少肾脏灌注,有可能引起肾功能损害并竞争性地抑制氨甲蝶呤的肾小管分泌
		二甲双胍与碘造影剂,根据肾功能情况评估使用
	增加或减少肾小管吸收	与尿液 pH 有关,苯巴比妥、阿司匹林中毒时给予碳酸氢钠解救

2. 药效学

当一种药物因为另一种药物的存在而发生药理作用效应改变时,即为发生药效学相互作用。非血药变化,其实质是细胞和受体改变。老年人对中枢神经系统、血液系统、消化系统药物的感受性和耐受性发生改变,如对中枢神经系统药物(麻醉药)、抗凝药(华法林)、利尿剂的敏感性增加,而对肾上腺素、β 受体激动剂和阻滞剂的敏感性降低。多药合用在药效方面存在疗效的相加、协同或拮抗作用,或者存在不良反应的相加作用。药效学相互作用可以发生在:①受体激动剂和拮抗剂相互竞争受体结合;②神经递质的释放、灭活和再摄取(如 5 - 羟色胺综合征);③不良反应的相加,如 QT 间期的延长、高/低钾血症、血管神经性水肿等。

表 3 - 4　常见的药效学相互作用机制

药效学相互作用	机制	举例
协同作用	具有相当药效作用的 2 种或更多种药物合用导致作用增大和/或毒性反应	ACEI 和噻嗪类利尿剂,单硝酸异山梨酯和西地那非,华法林与阿司匹林,他克莫司与氨基糖苷类、糖肽类抗菌药物,两性霉素 B 及 NSAIDs

续表 3－4

药效学相互作用	机制	举例
拮抗作用	一种药物的作用会拮抗另一种药物的作用	在相同受体位点的拮抗作用：用氟马西尼逆转苯二氮䓬类药物
		相反的药效学相互作用：糖皮质激素引起高血糖症，拮抗降血糖药物的作用；华法林与维生素 K 存在拮抗作用，如果使用抗菌药物，会抑制肠内维生素 K 的产生，使华法林作用加强，出血风险增加

六、药物相互作用管理

案例 2

药动学相互作用，药物－药物相互作用

患者：×××，26 岁，男。诊断：HP（＋）。处方药物：枸橼酸铋钾片/替硝唑片/克拉霉素片（10 日）、阿莫西林胶囊（1.0 g bid，共 10 日）、艾司奥美拉唑镁肠溶片（20 mg qd，共 10 日）。

带教老师询问实习同学，该如何交代患者使用药物？

（1）清除 HP 药物组合，阿莫西林的主要作用是什么？阿莫西林在胃液内的稳定性如何？

HP 感染作为感染性疾病，抑酸要求 pH＞5，抑酸时间 18 小时以上，目的是既为了保持抗菌药物稳定性也为了修复胃黏膜。艾司奥美拉唑镁肠溶片使用 1 次可维持 pH＞4，持续 14 小时，因此用于 HP 感染的推荐用法为 bid。疗程 10～14 日优于 7 日。

目前 PPIs 中，艾司奥美拉唑镁肠溶片属于抑酸时间比较长的药物，因此要求 HP 感染者，所有 PPI 的推荐用法为 bid。若胃酸反流控制不佳，可每日给药 2 次，其他情况可每日给药 1 次。

对于 HP（＋）的治疗，在无铋制剂下，克拉霉素＋甲硝唑＋阿莫西林属于非推荐的组合，考虑克拉霉素＋甲硝唑在全国区域的高耐药性，该组合中实际是只有阿莫西林发挥作用。与铋制剂联合使用，可提高抗 HP 活性。但三联抗菌药物联合使用违反相关抗菌药物管理规定。

（2）对该处方的分析？药物组合、用法用量？是否存在药物－药物相互作用？

克拉霉素主要由 CYP3A 同工酶代谢，与已知或高度怀疑由 CYP3A 代谢药物（阿普唑仑、卡马西平、西洛他唑、环孢菌素、他克莫司、甲泼尼龙、奥美拉唑、华法林、西地那非、辛伐他汀等）合用，致暴露量增加（奥美拉唑与阿莫西林同时使用，血药浓度均提高，再与克拉霉素同时使用，因暴露量增加，引起相应的中枢神经系统等不良反应增加）。但奥美拉唑/艾司奥美拉唑与克拉霉素联合应用于正常人群时可不做剂量调整。

案例 3

药物－药物相互作用、疾病状态对药物的影响

患者：×××，男，68 岁，2020 年 11 月 × × 日就诊，无吸烟史，BMI 32.98 kg/m²。诊断：胃窦溃疡并出血、高血压、高脂血症（他汀类疗效欠佳）、前列腺增生症等。处方药物：多沙唑嗪缓释片（4 mg qn）、比索洛尔片（5 mg qm）、阿托伐他汀钙片（20 mg qd）、非那雄胺片（5 mg qd）、氯吡格雷片（75 mg qd）。

（1）带教老师认为须增加 PPI 以保护胃黏膜，选择了兰索拉唑肠溶片（15 mg qd），为什么不使用奥美拉唑/艾司奥美拉唑镁肠溶片保护胃黏膜？

PPI 预防用药的目的是降低抗血小板药物和 NSAIDs 的消化道出血风险。目前已有相关临床证据显示，有些 PPI 会降低氯吡格雷的疗效，从而使患者发生血栓不良事件的风险增加，但各类 PPI 抑制作用并不相同，抑制作用由强至弱排序：奥美拉唑（CYP2C19 代谢）、埃索美拉唑（CYP2C19 代谢）、雷贝拉唑代谢物（CYP2C19 代谢）、兰索拉唑、泮托拉唑，奥美拉唑对氯吡格雷抑制作用最强。奥美拉唑药品说明书指出"应避免本品与氯吡格雷联合"。

（2）患者的 LDL-C 不理想，可否增加阿托伐他汀钙片至 30 mg/d？

氯吡格雷是一种前体药物，母体化合物无抗血小板活性。约 85% 的氯吡格雷被水解为无活性的物质，15% 的氯吡格雷被细胞色素 P450（CYP3A4、CYP2B6、CYP1A2、CYP2C19）代谢，转化为具有抗血小板活性的巯基衍生物。其与他汀类可能的相互作用机制：阿托伐他汀、辛伐他汀均经过 CYP3A4 代谢，氯吡格雷与其合用时，会竞争性结合 CYP3A4 的结合位点，抑制他汀类药的代谢。老年人对肌病较敏感，会增加横纹肌溶解综合征风险。但阿托伐他汀用量 > 20 mg/d，才有临床意义。

（3）阿司匹林肠溶片（0.1 g qd）经济性优于氯吡格雷，是否可以通过药物重整调整药物？

有胃窦溃疡并出血史的患者，建议选择氯吡格雷，不推荐小剂量阿司匹林。氯吡格雷阻碍释放血小板血管内皮生长因子，致胃肠黏膜失去保护和修复作用。阿司匹林肠溶片通过内、外 2 种方式损害胃黏膜，直接刺激产生白三烯，损伤胃黏膜并抑制环氧化酶，从而抑制前列腺素产生。

《冠心病合理用药指南（第 2 版）》指出，使用抗血小板药物易发生消化道损伤的高危人群包括：①年龄 ≥ 65 岁的老年患者；②既往有消化道出血、溃疡病史的患者；③有消化不良或胃食管反流症状的患者；④多重抗凝、抗血小板药物联用的患者；⑤合用 NSAIDs 或糖皮质激素的患者；⑥幽门螺杆菌感染、吸烟、饮酒等的患者。其中，消化道出血、溃疡病史为最重要的危险因素。

（1）轻微出血：无须医疗干预或进一步评估的出血，如皮肤擦伤或瘀斑、可自行处理的鼻出血、非常小的结膜下出血等，可继续治疗；同时应识别并与患者讨论可能的预防方法，告知患者药物治疗依从性的重要性。

（2）轻度出血：需要医疗干预但无须住院的出血，如无法自行处理的鼻出血、中度结膜下出血、无明显失血的泌尿生殖道出血或上/下消化道出血、轻度咯血等。

（3）中度出血：任何导致明显失血（血红蛋白丢失 >3 g/dL）和（或）需要住院的出血，血流动力学稳定而不会快速进展，如有明显失血或需要输血的泌尿生殖道、呼吸道或上/下消化道出血等。识别并治疗可能与出血相关的并发症（如消化性溃疡、痔疮、肿瘤等），告知患者药物治疗依从性的重要性。

（4）严重出血：任何需要住院的、导致严重失血（血红蛋白丢失 >5 g/dL）的出血，血流动力学稳定而不会快速进展，如严重泌尿生殖系统、呼吸道或上/下消化道出血等。

（5）危及生命的出血：使患者生命立刻处于危险状态的活动性出血，如大量的泌尿生殖系统、呼吸道或上/下消化道出血，活动性颅内、脊髓或眼内出血，或任何导致血流动力学不稳定的出血等，应立即停用所有抗栓药物。

若患者仅表现为消化不良症状，可不停用抗血小板药物，加用抑酸药物。若发生活动性出血，则须停用抗血小板药物直至症状稳定。但对于急性冠脉综合征、裸金属支架置入1个月内、药物涂层支架置入6个月内的患者，因其血栓发生风险高，应尽量避免完全停用抗血小板药物。当严重消化道出血危及生命时，须停用所有抗血小板药物；3～5日后，若情况稳定，可重新开始使用阿司匹林或氯吡格雷。

药物治疗包括：①抑酸药物，应选用 PPI、H2 受体拮抗剂及胃黏膜保护剂，其中 PPI 为首选，可强效、持久抑酸，促进血小板快速聚集；②止凝血药物，主要针对合并血小板减少或凝血功能障碍的患者；③生长抑素及其类似物；④抗菌药物。治疗消化道出血的常用药物如去氧肾上腺素、去甲肾上腺素、多巴胺、多巴酚丁胺等，血管升压素因其相关不良反应包括器官缺血，冠心病合并消化道出血患者慎用。

阿司匹林 +PPI 疗效优于氯吡格雷 +PPI。出血控制后，推荐的药物治疗策略为阿司匹林 +PPI，而非氯吡格雷 +PPI。2017 年，欧洲心脏病学会更新的《冠心病患者双抗治疗指南》推荐对于应用阿司匹林联合新型 P2Y12 受体拮抗剂（如替格瑞洛）治疗的患者，出血控制后建议改为阿司匹林联合氯吡格雷治疗。

遵循指南指导进行规范的抗栓治疗是平衡出血与血栓风险的关键。此外，新型口服抗凝药安全性更好、依从性更佳，可能是抗凝血的理想药物。

七、药物对肝功能影响

（1）我国《药物性肝损伤诊治指南》（2017）对药物性肝损伤（DILI）严重程度有分级，见表 3-5。

表 3 - 5　DILI 严重程度分级

DILI	分级依据
0 级（无肝损伤）	患者对暴露药物可耐受，无肝毒性反应
1 级（轻度肝损伤）	血清 ALT 和/或 ALP 呈可恢复性升高，TBIL < 2.5 ULN（2.5 mg/dL 或 42.75 μmol/L），且 INR < 1.5。多数患者可适应。可有或无乏力、虚弱、恶心、厌食、右上腹痛、黄疸、瘙痒、皮疹或体重减轻等症状
2 级（中度肝损伤）	血清 ALT 和/或 ALP 升高，TBIL≥2.5 ULN，或虽无 TBIL 升高但 INR≥1.5。上述症轻度肝损伤状可有加重
3 级（重度肝损伤）	血清 ALT 和/或 ALP 升高，TBIL≥5 ULN（5 mg/dL 或 85.5 μmol/L），伴或不伴 INR≥1.5。患者症状进一步加重，需要住院治疗，或延长住院时间
4 级（急性肝衰竭）	血清 ALT 和/或 ALP 水平升高，TBIL≥10 ULN（10 mg/dL 或 171 μmol/L）或每日上升≥1.0 mg/dL（17.1 μmol/L），INR≥2.0 或 PTA < 40%，可同时出现腹水或肝性脑病，或有与 DILI 相关的其他器官功能衰竭
5 级（致命）	因 DILI 死亡，或须接受肝移植才能存活

（2）由于机体对药物肝毒性的适应性在人群中比较普遍，ALT 和 AST 的暂时性波动很常见，因此在停药时应充分权衡停药引起原发病进展和继续用药导致肝损伤加重的风险。美国 FDA 制定了药物临床试验中出现 DILI 的停药原则：①血清 ALT 或 AST > 8 ULN；②ALT 或 AST > 5 ULN，持续 2 周；③ALT 或 AST > 3 ULN，且 TBIL > 2 ULN 或 INR > 1.5；④ALT 或 AST > 3 ULN，伴逐渐加重的疲劳、恶心、呕吐、右上腹疼痛或压痛、发热、皮疹和/或嗜酸性粒细胞增多（> 5%）。

（3）导致肝脏损害的常见药物有：NSAIDs、抗感染药物、抗肿瘤药物、中枢神经药物、心血管疾病药物、代谢性药物、激素类药物、某些生物制剂、传统中药、天然药物、保健品、膳食补充剂。在欧美国家，导致肝脏损害的药物主要是 NSAIDs、抗感染药物、草药、膳食补充剂，其中对乙酰氨基酚中毒是急性肝功能衰竭的主要原因。我国略有不同，对肝脏有损害的药物中的草药排名靠前。

（4）他汀类药物代谢授肝功能的功能影响见表 3 - 6。

表 3 - 6　HMG-CoA 还原酶抑制剂（他汀类药物）代谢

他汀类	同工酶	注释
洛伐他汀	CYP3A4 底物	强效
辛伐他汀	CYP3A4 底物	强效
阿托伐他汀	CYP3A4 底物	中效
氟伐他汀	CYP2C9 底物	主要由 CYP2C9 代谢，少量由 CYP3A4/CYP2D6 代谢
普伐他汀	—	不经 CYP3A4 代谢
瑞舒伐他汀	CYP2C9/CYP2C19 底物	未被 CYP450 系统广泛代谢

他汀类药物应用与血清 ALT 及 AST 水平升高相关。目前认为所有他汀类药物都可

引发氨基转移酶升高。药物剂量、亲脂性和联合用药是他汀类药物引起氨基转移酶升高的主要原因。在所有接受他汀类药物治疗患者中，1%～2%出现氨基转移酶水平升高超过 3 ULN，停药后氨基转移酶水平即可下降。氨基转移酶升高仅代表肝细胞内酶的释放，并不是评价肝功能的指标。常用的准确评价肝功能的指标包括直接胆红素、白蛋白、凝血酶原时间等。他汀类药物致氨基转移酶水平升高的机制仍不清楚，可能与该类药物引起肝细胞膜结构改变而导致氨基转移酶的渗漏有关，也可能基于以下原因：①肝细胞内胆固醇水平下降继发性药物效应；②合并脂肪肝；③ 同时使用可能导致氨基转移酶升高的药物；④大量饮酒等。

他汀类药物诱导的氨基转移酶水平异常呈剂量依赖性，绝大多数氨基转移酶升高在 3 ULN 以内，仅 1% ～3% 的患者升高水平超过 3 ULN。多数为单纯的无症状性氨基转移酶升高，停药后氨基转移酶水平可下降。他汀类药物相关的肝功能衰竭非常罕见，发生率约为 1 例/百万人年，目前尚无因他汀类药物所致肝功能衰竭而死亡的病例。联合用药是他汀类药物致肝损害的重要危险因素。例如，氯吡格雷、阿奇霉素、胺碘酮、罗红霉素、非诺贝特等与他汀类药物联合应用，可加重他汀类药物所致的肝损害。因此，临床上如须联合应用上述药物，则应加强对肝功能的监测。

《中国成人血脂异常防治指南》建议，他汀类药物治疗开始后 4 ～8 周复查肝功能，若无异常，则逐步调整为 6 ～12 个月复查 1 次；若 AST 或 ALT 超过 3 ULN，应暂停给药，且仍须每周复查肝功能，直至肝功能恢复正常。轻度氨基转移酶水平升高（＜3 ULN）并不是治疗的禁忌证，患者可以继续服用他汀类药物，部分患者升高的 ALT 可能会自行下降。

案例 4

肝功能异常的药物选择

患者：×××，女，58 岁。诊断：高血压、高脂血症、高尿酸血症、肝功能异常、甲状腺结节。生命体征（略），相关检查（略）。

2020 年 10 月 21 日，处方：碳酸氢钠片（1 片 tid）＋苯溴马隆片（50 mg qd） ＋瑞舒伐他汀钙片（10 mg qd）。

2020 年 11 月 24 日，检查：ALT 127 U/L、AST 71 U/L、TBIL 6.3 μmol/L、UA 295 μmol/L。

2020 年 12 月 8 日，处方：氨氯地平片（5 mg qd） ＋瑞舒伐他汀钙片（10 mg qd）。

2020 年 12 月 28 日，处方：氨氯地平片（5 mg qd） ＋瑞舒伐他汀钙片（10 mg qd）。检查：LDL-C 1.93 mmol/L、ALT 66 U/L、AST 44 U/L、TBIL 7.9 U/L。

2020 年 12 月 29 日，处方：多烯磷脂酰胆碱胶囊（2 粒 tid）。

2021 年 3 月 11 日，处方：氨氯地平片（5 mg qd） ＋瑞舒伐他汀钙片（10 mg qd）。检查：LDL-C 1.97 mmol/L、ALT 354 U/L、AST 206 U/L、TBIL 6.7 U/L。

2021 年 3 月 12 日，处方：多烯磷脂酰胆碱胶囊（2 粒 tid）。

2021 年 3 月 29 日，检查：ALT 84 U/L、AST 45 U/L、TBIL 8.3 U/L。

2021 年 3 月 30 日，处方：多烯磷脂酰胆碱胶囊（2 粒 tid）。

问题：据报道，使用苯溴马隆、他汀类药物后偶见肝功能异常，是否继续使用？

八、肾功能评价

肾脏具有排泄和内分泌功能，在维持正常血压、水、电解质、酸碱平衡及造血、钙磷代谢等方面发挥了重要作用。

评价肾功能损害程度常用指标的准确度由大至小排名：肾小球滤过率（GFR）、肾动态影像、估算肾小球滤过率（eGFR）、半胱氨酸蛋白酶抑制剂C（以下简称"胱抑素C"）、Ccr、血清肌酐、血尿素氮、血尿酸（不具参考意义）。肾功能状态还应包含肾小管功能。任何指标只能尽量接近真实肾功能状态。

肾功能可用Ccr来表示。肌酐是肌酸的代谢产物。血肌酐包括内生肌酐与外源性肌酐，内生肌酐由肌肉所含的磷酸肌酸经水解代谢而产生，不受食物影响。肌酐主要受内生肌酐的影响，但是也易受性别、年龄、体形、身高、体脂、膳食结构影响。由于肌酐分子量小，不与血浆蛋白结合，因而可自由通过肾小球，不被肾小管重吸收，在血肌酐无异常增高时亦不被肾小管排泄。留取尿液标本测定尿肌酐存在操作不易、误差多的情况，因此也常根据血清肌酐计算Ccr。因存在受较多因素影响的缺陷，因此Ccr只能较粗略体现肾功能。将体重、性别和年龄代入以下公式计算：Ccr（男）=（140－年龄）×体重（kg）/[72×血清肌酐值（mg/dL）]，Ccr（女）= Ccr（男）×0.85，血清肌酐值1 μmol/L = 1 mg/dL/88.4。体重偏重的人群可能导致数据偏大，须矫正体重指数计算。Ccr对给药剂量的调整只是一个粗略的标准。使用Ccr评估肾功能损害程度，将肾功能损害分为3个等级（肾功能损害等级有不同的定义，因此当可用的信息与该等级不一致时可使用Ccr或其他评价肾功能的指标）：轻度（Ccr 60～90 mL/min）、中度（Ccr 30～59 mL/min）、重度（Ccr<30 mL/min）。

肾功能损害患者的药物推荐剂量主要依据是肾小球滤过功能。肾小球滤过率（glomerular filtration rate，GFR）是指单位时间内肾清除血浆中某一物质的能力。测定血清肌酐方便、经济，因此是最常用的估算肾小球滤过率的指标。常用的估算肾小球滤过率（eGFR）方程式有：①Cockcroft-Gault公式，即C-G公式，样本数共249个成年男性，变量因素有性别、年龄、体重。②肾脏病饮食改良研究（the modification of diet in renal disease，MDRD）方程，样本数共1 628人，变量因素有性别、年龄、种族、血肌酐、血尿素氮、血浆白蛋白。③简化MDRD方程，即aGFR，变量因素有性别、年龄、血肌酐。④我国推出的改良简化MDRD方程，即C-aGFR，变量因素有血肌酐、血尿素氮、血白蛋白、年龄、性别、体重、身高和种族等因素。但仍然存在低估GFR的问题。⑤慢性肾脏病流行病学协作（the chronic kidney disease epidemiology collaboration，CKD-EPI）公式，用于计算eGFR，变量因素有性别、年龄、种族、血肌酐等。CKD-EPI公式目前已获包括我国在内的多国和地区专业组织学会推荐。因C-G公式推出最早，目前很多药品说明书还是根据C-G公式调整药物剂量。C-G公式和CKD-EPI公式在极端年龄、营养不良和血肌酐快速变化情况下仍然不太可靠。与血肌酐相比，血清胱抑素C水平受肾外因素的影响相对较少。基于血肌酐和胱抑素C的联合公式（CKD-EPIcr-cyst）较单纯基于血肌酐的公式（CKD-EPIcr）估算GFR更加准确。因此，建议充分考虑患者病理、生理状态，使用2～3种公式评估，制订合理给药方案。具体反映肾功能下降到某个时期，应该说 GFR 比 Ccr 更准确。对于临床医生，所有这些公式用笔计算都较复杂，软件服务也较为有限，因此 Ccr 有其可操作性。简易计算：eGFR［mL／（min·1.73 m²）］）＝1.73×Ccr（mL／min）／体表面积（m²），M²＝0.0061×身高（cm）＋0.0128×体重（kg）－0.01529。

使用 eGFR 进行 CKD 诊断和分期，评估肾功能损害程度，结合其他指标，将肾功能损害分为 5 期，即 CKD 1～5 期。①1 期：肾损伤（白蛋白尿 UACA≥30 mg／g，或病理尿液、血液，影像学检查异常）伴 eGFR 正常，＞90 mL／（min·1.73 m²）。②2 期：肾损伤伴 GFR 轻度下降，60～89 mL／（min·1.73 m²）。③3a 期：肾损伤伴 GFR 中度下降，45～59 mL／（min·1.73 m²）；3b 期：肾损伤伴 GFR 中度下降，30～44 mL／（min·1.73 m²）。④4 期：肾损伤伴 GFR 严重下降，15～29 mL／（min·1.73 m²）。⑤5 期：肾衰竭，GFR＜15 mL／（min·1.73 m²）（或透析）。在 CKD 3 期，肾功能不全从量变发展到质变，因此细分为 3a 期、3b 期。

肾功能随年龄增加而降低。许多老年患者存在一定的肾功能衰退，但由于肌肉量的减少，其血肌酐并不会升高，常不能反映真实情况。因此在给老年患者用药时，可假定其有肾功能的轻度损害。考虑到用药安全性，一般对老年人采取小剂量给药原则。

患者在肾功能下降的情况下用药会导致许多问题，主要原因有：肾排泄能力降低导致药物或其代谢产物的毒性作用；即使药物的消除能力没有降低，但机体对某些药物的敏感性增加；肾损害患者对很多不良反应的耐受性下降。

肾功能低于何种水平时药物剂量须降低，主要看药物在肾脏消除排泄的比例及药物的毒性大小。对于安全范围窄而毒性较大的药物，则须根据肾小球滤过率来确定给药方案。如果药物的疗效和毒性都与血浆浓度密切相关，那么推荐的给药方案只在治疗的初期作为参考，后续的剂量则必须根据用药效果和血药浓度来调整。用药时，可通过减少单次给药剂量或延长给药间隔来减少药物每日总的维持剂量。对于某些药物，虽然需要降低维持剂量，但若想快速起效则须给予一个负荷剂量，因为常规药物剂量要经过 5～6 个半衰期才能达到稳态血浆浓度。在肾衰竭的情况下，经肾排泄的药物其血浆半衰期会延长，药物减量使用后需要一定时间才能在患者体内达到有效血药浓度。负荷剂量一般与肾功能正常的人的初始剂量相同。

案例 5

肾功能异常的药物选择

患者：72 岁，男。诊断：高血压、糖尿病、慢性肾功能不全。处方药物：培哚普利片（4 mg qd）＋阿卡波糖片（50 mg tid）。患者 Cr 为 454 μmol／L，换算得 Ccr 为 10.6 mL／L。

问：如何对该处方进行分析？

阿卡波糖在严重肾功能不全（CKD 5 期）下不推荐使用，培哚普利在严重肾功能不全（CKD 5 期）下可能对肾功能造成进一步损害，禁忌使用。

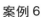

案例 6

肾功能异常的药物调整

患者，女，86 岁。诊断：心房颤动、高血压、高脂血症、稳定型心绞痛、慢性心功能不全。处方药物：氟伐他汀钠缓释片（80 mg qd）、达比加群酯胶囊（0.11 g bid）、托拉塞米片（5 mg qd）、琥珀酸美托洛尔缓释片（47.5 mg qd）。患者血压 138/68 mmHg，心率 90 次/分，身高 154.5 cm、体重 50.8 kg、BMI 21.28 kg/m²。

2020 年 7 月 21 日检查：血肌酐 108 μmol/L、BUN 9.5 mmol/L、UA 444 μmol/L。

问：该患者的药物选择是否适宜？用法、用量是否合适？

该患者 Ccr 为 25.9 mL/min，肾功能处于严重受损阶段。氟伐他汀几乎完全由肝脏清除，轻、中度肾功能不全不必调整剂量，严重肾功能不全不推荐使用。达比加群酯须排除重度肾功能不全。患者的最近处方诊断中已没有"肾功能不全"。

案例 7

肾功能异常的药物调整

患者，女，71 岁。诊断：高血压、高脂血症、2 型糖尿病、心房颤动、肾功能不全 3 期。

患者 2003 年确诊高血压、高脂血症、糖尿病，长期规律服用"拜新同"等药物，血压控制在 140/90 mmHg，空腹血糖约 10 mmol/L。3 个月前行截肢术。

2021 年 10 月 29 日，检查：Scr 107 μmol/L、UA 572 μmol/L、GFR 45.5 mL/（min·1.73 m²）。因肾小球滤过率下降，调整药物为"甘精胰岛素注射液＋阿卡波糖片＋利格列汀片"，因尿酸高，调整降压药物为"拜新同片 30 mg qd＋培哚普利片 4 mg qd"。患者无头晕，无胸痛……

2022 年 1 月 24 日，因血压偏低，调整降压药物为"氨氯地平片 5 mg qd＋培哚普利片 4 mg qd"。

2022 年 1 月 25 日，检查：Scr 129 μmol/L、UA 328 μmol/L、GFR 36.3。

2022 年 3 月 2 日，检查：血压 130/70 mmHg、心率 84 次/分、BMI 21.19 kg/m²，eGFR-MDRD 25 mL/（min·1.73 m²）。处方：利伐沙班片（10 mg qd）、氨氯地平片（5 mg qd）、培哚普利片（4 mg qd）、阿托伐他汀钙片（20 mg qd）、利格列汀片（5 mg qd）。

(1) 2021 年 10 月 29 日与 2022 年 1 月 24 日，两次药物调整是否合适？

(2) 2022 年 3 月 2 日药物选择是否适宜？用法、用量是否合适？

某些药物长时间应用可导致血尿酸增高，如噻嗪类利尿剂、小剂量阿司匹林（<325 mg/d）、乙胺丁醇、吡嗪酰胺、硝苯地平、环孢菌素 A、细胞毒药物、左旋多巴、果糖、袢利尿剂、他克莫司、普萘洛尔等都会阻止尿酸排泄。而小剂量阿司匹林尽管会升高血尿酸，但作为心血管疾病的防治手段不建议停用。二甲双胍、阿卡波糖、磺酰脲类、噻唑烷二酮、钠－葡萄糖协同转运蛋白 2（sodium-glucose linked transporter-2，SGLT-2）抑制剂、阿托伐他汀、非诺贝特、氯沙坦、氨氯地平、维生素 C、促肾上腺皮质激素、糖皮质激素、雌激素等在降糖、调脂、降压的同时，均有不同程度地降尿酸作用，建议可按患者病情适当联合选用。

一线抗高血压药物中，β受体阻滞剂、ACEI、ARB、CCB及利尿剂在单药治疗时疗效相似，血压难达标。单药治疗降压幅度仅为 9.1 mmHg/5.5 mmHg，标准剂量加倍，降压幅度仅增大 3 mmHg。

ACEI 通过扩张肾小球小动脉，增加肾血流量，增加肾小球滤过率，减缓慢性肾脏病和肾损伤的发展。因扩张入球小动脉大于扩张出球小动脉，CKD 4 期后，反而加剧肾小球损害。培哚普利用法用量：Ccr > 60 mL/min，4 mg qd；Ccr 30 ~ 60 mL/min，2 mg qd；Ccr 15 ~ 30 mL/min，2 mg qod。

对于有肾脏疾病的患者，应尽量避免使用有肾毒性的药物，如氨基糖苷类、万古霉素、阿昔洛韦、NSAIDs、去甲肾上腺素、免疫抑制剂、ACEI、抗肿瘤药、马兜铃酸、利福平、糖皮质激素等，因为在肾储备功能已经降低的情况下，肾毒性很可能带来更严重的后果。如果因临床需要，轻度肾功能损害患者在使用任何需要调整剂量的药物前都须检查肾功能。对于持续非卧床腹膜透析或血液透析的患者，使用药物前需要查阅专业的文献。

九、结论

不良药物相互作用是药源性危害的重要来源，但是是可预防的。虽然大多数药物相互作用在临床上不明显，但在某些情况下，药物相互作用被认为是非常重要的并且可能造成伤害。对药物相互作用进行适当的管理，可以避免用药错误。

目前，可以通过借助一些药物相互作用查询软件来降低药物相互作用的风险。例如，"用药助手"中的"相互作用"模块、UpToDate 临床顾问软件嵌入的药物信息数据库系统等可以查阅在世界范围内报道过的药物相互作用，并提供相互作用的循证依据。但目前还没有研究能够给出药物相互作用发生率的准确结果，因此最终判断药物相互作用对临床影响的实际意义，仍须根据患者的具体情况进行辨别。

在审查药物相互作用时，应该趋利避害，既要重视药物相互作用的影响，也要避免将其扩大化，以防引起混乱。

第四节　用药不适宜处方典型案例及分析

一、适应证不适宜

典型案例见表 3 - 7。

表 3-7　适应证不适宜

案例编号	处方日期	患者	年龄/岁	处方事项	处方点评	问题代码	处方医生	医师确认
1	*	*	*	诊断：高血压、糖尿病、贫血。药物：0.9%氯化钠注射液 10 mL。用法：外用	0.9%氯化钠注射液 10 mL 适应证不适宜。患者因换药而开具	2-1	*	
2	*	*	*	诊断：月经失调、多囊卵巢综合征、宫内节育器。药物：50%葡萄糖注射液 20 mL×9 支。用法：82.5 g po qd	50%葡萄糖注射液适应证不适宜。患者进行糖耐量试验，诊断可能为空腹血糖异常？糖尿病？	2-1	*	
3	*	*	81	诊断：高脂血症、脑梗死后遗症。药物：氯吡格雷片、阿法骨化醇软胶囊、阿卡波糖片	阿法骨化醇软胶囊、阿卡波糖片适应证不适宜	2-1	*	
4	*	*	63	诊断：高血压、冠心病？外痔（湿热下注）。药物：阿司匹林肠溶片、厄贝沙坦片、氨氯地平片、马应龙麝香痔疮膏（患者信息：男性，偶有胸闷、无胸痛，BMI 25.47 kg/m²）	患者为男性，偶有胸闷、无胸痛，冠心病没有确诊……阿司匹林肠溶片适应证不适宜	2-1	*	
5	*	*	45	诊断：糖尿病、高血压、糖尿病肾病、虚劳。药物：阿托伐他汀钙片、维格列汀片。用法：50 mg 口服，bid	阿托伐他汀钙片用于高胆固醇血症、冠心病，属适应证与诊断不符。维格列汀用于中度以上肾功能损害，推荐剂量为 50 mg/d，属诊断书写不全	2-1,1-10	*	
6	*	*	56	诊断：血尿查因（尿路感染？肾炎？）高血压、高尿酸血症。药物：氯吡格雷片、阿托伐他汀钙片、苯溴马隆片、碳酸氢钠片	阿托伐他汀钙片属于无适应证用药。出现血尿，可能不是使用氯吡格雷的时机，属药品遴选不适宜	2-1,2-2	*	
7	*	*	71	诊断：乙状结肠癌术后复发伴腹盆腔多发转移瘤、2 型糖尿病（二甲双胍无效）、尿路感染？药物：艾司奥美拉唑镁肠溶片、莫沙必利片、硝酸异山梨酯片、曲美他嗪缓释片、利格列汀片	艾司奥美拉唑镁肠溶片、莫沙必利片、硝酸异山梨酯片、曲美他嗪缓释片，药物适应证与诊断不符	2-1	*	

续表 3 - 7

案例编号	处方日期	患者	年龄/岁	处方事项	处方点评	问题代码	处方医生	医师确认
8	*	*	48	诊断：咽扁桃体炎。药物：丙卡特罗口服液	丙卡特罗主要用于支气管相关的呼吸障碍所致呼吸困难，属适应证与诊断不符	2 - 1	*	
9	*	*	*	诊断：冠心病、高血压、重度骨质疏松、慢性阻塞性肺病。药物：氨基葡萄糖胶囊	氨基葡萄糖胶囊主要用于骨关节炎，属适应证与诊断不符	2 - 1	*	
10	*	*	80	诊断：糖尿病、眩晕症、高脂血症、心动过速、胸痹。药物：硝苯地平控释片	硝苯地平控释片用于高血压、冠心病、慢性稳定型心绞痛，并且尚有轻度加快心率作用，属适应证不适宜，以及遴选药品不适宜。胸痹是中医诊断	2 - 1，2 - 2	*	
11	*	*	86	诊断：高血压、2 型糖尿病、糖尿病周围神经病变、脑梗死后遗症……药物：阿司匹林肠溶片、胞磷胆碱钠胶囊、瑞舒伐他汀钙片、盐酸氨溴索片	盐酸氨溴索片适用于痰液黏稠而不易咳出者，属适应证与诊断不符	2 - 1	*	
12	*	*	71	诊断：高尿酸血症。药物：醋酸泼尼松片	醋酸泼尼松片仅用于痛风急性发作短期治疗，不用于长期治疗，也不用于高尿酸血症的治疗	2 - 1	*	
13	*	*	71	诊断：高血压、高尿酸血症、肾功能不全。药物：非布司他片、硝苯地平控释片	非布司他用于伴痛风症状的高尿酸血症治疗。硝苯地平有升高血尿酸的作用，属遴选药品不适宜	2 - 1，2 - 2	*	
14	*	*	47	诊断：高尿酸血症。药物：苯溴马隆片、非布司他片、双氯芬酸钠缓释片、碳酸氢钠片	高尿酸血症约10%会发展为痛风，双氯芬酸钠缓释片适应证不适宜	2 - 1	*	
15	*	*	32	诊断：急性乳腺炎、乳汁淤积。药物：丹参酮胶囊	丹参酮胶囊主要用于痤疮、扁桃体炎、疖，属适应证不适宜	2 - 1	*	

续表 3－7

案例编号	处方日期	患者	年龄/岁	处方事项	处方点评	问题代码	处方医生	医师确认
16	*	*	53	诊断：过敏性鼻炎。药物：盐酸氮䓬斯汀滴眼液	盐酸氮䓬斯汀滴眼液属适应证与诊断不符	2－1	*	
17	*	*	*	诊断：过敏性皮炎。药物：氟芬那酸丁酯软膏	氟芬那酸丁酯是 NSAID，与过敏性皮炎适应证不符	2－1	*	
18	*	*	80	诊断：高血压、糖尿病、复合型高脂血症。药物：沙格列汀片、缬沙坦胶囊、多巴丝肼片	多巴丝肼片属适应证与诊断不符	2－1	*	
19	*	*	69	诊断：高血压、复合型高脂血症。药物：二甲双胍片	二甲双胍用于 2 型糖尿病，属药物适应证不适宜	2－1	*	
20	*	*	72	诊断：糖尿病、左手指外伤。药物：非那雄胺片 5 mg	非那雄胺片主要用于治疗和控制良性前列腺增生等，属药物适应证与诊断不符	2－1	*	
21	*	*	58	诊断：糜烂性胃炎、颈动脉斑块、骨质疏松症、抑郁状态、胃脘痛（寒湿）。药物：氟比洛芬凝胶贴膏	氟比洛芬凝胶贴膏适应证与诊断不符	2－1	*	
22	*	*	39	诊断：口腔溃疡。药物：重组人干扰素 α2b 喷雾剂	干扰素 α2b 喷雾剂用于由病毒引起的初发或复发性皮肤单纯疱疹（口唇疱疹、生殖器疱疹），以及尖锐湿疣的辅助治疗，属适应证不适宜	2－1	*	
23	*	*	61	诊断：周围神经炎。药物：维生素 B₁ 片、谷维素片、甲钴胺片	谷维素主要自主神经系统、内分泌系统疾病，如神经官能症、经前期紧张综合征、更年期综合征的镇静催眠，属适应证不适宜	2－1	*	
24	*	*	57	诊断：头胀待查？自主神经紊乱、气滞血瘀。药物：甲钴胺片、维生素 B₆ 片	甲钴胺主要用于周围神经炎，属适应证不适宜	2－1	*	

续表 3 − 7

案例编号	处方日期	患者	年龄/岁	处方事项	处方点评	问题代码	处方医生	医师确认
25	*	*	23	诊断：过敏性鼻炎。药物：红霉素眼膏。用法：鼻腔，每次 0.1 g tid	红霉素眼膏属适应证与诊断不符。红霉素眼膏说明书要求"避免接触其他黏膜（如口、鼻等）"	2 − 1，2 − 2	*	
26	*	*	62	诊断：胃痞（脾虚气滞）。药物：精蛋白生物合成人胰岛素注射液（预混 50R）	精蛋白生物合成人胰岛素注射液（预混 50R）适应证与诊断不符	2 − 1	*	
27	*	*	88	诊断：头晕查因。药物：倍他司汀片、兰索拉唑肠溶片	兰索拉唑肠溶片属无适应证用药	2 − 1	*	
28	*	*	54	诊断：肾结石术后、高血压、高尿酸血症、别嘌醇不耐受、复合型高脂血症。药物：卤米松乳膏	卤米松乳膏用于对皮质类固醇有效的非感染性炎症性皮肤病，属适应证不适宜	2 − 1	*	
29	*	*	56	诊断：慢性阻塞性肺病、高血压、高脂血症、饮食性钙缺乏。药物：氨溴索片、洛芬待因缓释片	洛芬待因缓释片主要用于多种原因引起的中等程度疼痛的镇痛，属适应证不适宜	2 − 1	*	
30	*	*	51	诊断：脑供血不足、眩晕综合征。药物：铝镁匹林（Ⅱ）	铝镁匹林属适应证与诊断不符	2 − 1	*	
31	*	*	25	诊断：睡眠障碍。药物：氯苯那敏片。用法：口服，每次 4 mg，睡前	氯苯那敏副作用之一是嗜睡、口干，未批准用于睡眠障碍，属适应证不适宜	2 − 1	*	
32	*	*	83	诊断：抑郁状态。药物：氯吡格雷片	氯吡格雷片属适应证与诊断不符	2 − 1	*	
33	*	*	58	诊断：皮疹查因？带状疱疹、带状疱疹性神经痛……药物：琥珀酸美托洛尔缓释片	琥珀酸美托洛尔缓释片适应证不适宜	2 − 1	*	
34	*	*	*	诊断：急性化脓性扁桃体炎。药物：复方锌布颗粒剂、头孢克洛干混悬剂、孟鲁司特钠咀嚼片	孟鲁司特钠咀嚼片系白三烯受体拮抗剂，用于 2 ～ 14 岁儿童哮喘的预防与治疗。属适应证不适宜	2 − 1	*	

续表 3 – 7

案例编号	处方日期	患者	年龄/岁	处方事项	处方点评	问题代码	处方医生	医师确认
35	*	*	1.75	诊断：急性支气管炎、咳嗽（风寒袭肺）。药物：西替利嗪滴剂	西替利嗪滴剂用于季节性或常年性过敏性鼻炎及过敏引起的瘙痒和荨麻疹，属适应证不适宜	2 – 1	*	
36	*	*	54	诊断：高血压、高脂血症、睡眠障碍。药物：左旋氨氯地平、左西替利嗪胶囊	左西替利嗪胶囊适应证不适宜	2 – 1	*	
37	*	*	52	诊断：急性咽喉炎。药物：吸入用布地奈德混悬液、0.9%氯化钠注射液	吸入用布地奈德混悬液主要用于支气管哮喘，属适应证不适宜	2 – 1	*	
38	*	*	*	诊断：急性结膜炎、过敏（未特指）。处方：咪康唑乳膏，妥布霉素地塞米松滴眼液	咪康唑乳膏与急性结膜炎，属适应证不符	2 – 1	*	
39	*	*	31	诊断：足真菌感染。药物：莫米松乳膏	莫米松乳膏属激素类药物，属适应证与诊断不符	2 – 1	*	
40	*	*	92	诊断：缺铁性贫血、高血压、慢性肾功能不全、营养不良、咳嗽。药物：塞来昔布胶囊	塞来昔布胶囊适应证与诊断不符	2 – 1	*	
41	*	*	*	诊断：糖尿病、高血压、冠心病。药物：阿卡波糖片、二甲双胍片、三维 B 片	三维 B 片适应证不适宜	2 – 1	*	
42	*	*	*	诊断：饮食性锌缺乏、摔伤。处方：碳酸钙 D_3 片，苯扎氯铵贴	碳酸钙 D_3 片适应证与诊断不符	2 – 1	*	
43	*	*	*	诊断：胃溃疡。药物：头孢克肟分散片	头孢克肟适应证不适宜	2 – 1	*	
44	*	*	10	诊断：过敏性结膜炎。药物：妥布霉素滴眼液、氮䓬斯汀滴眼液	妥布霉素滴眼液适用于外眼及附属器敏感菌株感染的局部抗感染治疗，属药物适应证与诊断不符	2 – 1	*	

续表 3 - 7

案例编号	处方日期	患者	年龄/岁	处方事项	处方点评	问题代码	处方医生	医师确认
45	*	*	23	诊断：口腔溃疡。药物：维生素 B_1 片	维生素 B_1 片适应证与诊断不符	2 - 1	*	
46	*	*	*	诊断：面部麻木待查。药物：维生素 B_1 片、维生素 B_2 片、甲钴胺片、维生素 C 片	维生素 B_2 与维生素 C 适应证与诊断不符	2 - 1	*	
47	*	*	35	诊断：乳头溢奶（残奶）。药物：维生素 D 滴剂	维生素 D 滴剂适应证与诊断不符	2 - 1	*	
48	*	*	56	诊断：高血压、喉痹、关节炎。药物：左甲状腺素片	左甲状腺素片适应证与诊断不符	2 - 1	*	

1. 案例 3 - 7 - 2 分析

患者因糖耐量异常需要确诊糖尿病而进行口服葡萄糖耐量试验（oral glucose tolerance test，OGTT），临床中有时选择 50% 葡萄糖注射液代替无水葡萄糖。

糖尿病诊断的一个重要试验是 OGTT，早晨 7:00 ～ 9:00 开始，受试者空腹 8 ～ 10 小时后口服溶于 300 mL 水的无水葡萄糖粉 75 g，糖水在 5 分钟之内服完，间隔一定时间测定血糖水平。

实际工作中可能采取口服 50% 葡萄糖注射液的方式进行。50% 葡萄糖注射液以 $C_6H_{12}O_6 \cdot H_2O$ 计（$C_6H_{12}O_6$ 分子量为 180）。因此，若口服 $C_6H_{12}O_6 \cdot H_2O$，应口服的量为 $75 \times 198/180$ g，即 82.5 g。也就是需要口服 50% 葡萄糖注射液 165 mL（82.5 ÷ 50%），与 135 mL 饮用水混匀后饮用。

2. 案例 3 - 7 - 4 分析

小剂量阿司匹林肠溶片用于心脑血管疾病的一级、二级预防，但也存在扩大化趋向。

小剂量阿司匹林用于心脑血管疾病的中高危人群的一级预防，符合下列条件的患者可以使用小剂量阿司匹林进行一级预防：

（1）高脂血症，胆固醇 ≥7.2 mmol/L 或低密度脂蛋白胆固醇 ≥4.9 mmol/L，年龄 ≥55 岁。

（2）糖尿病患者，年龄 ≥50 岁，伴有以下至少 1 项主要危险因素：早发心血管疾病家族史（男 <55 岁，女 <65 岁）、高血压、吸烟、血脂异常（胆固醇 ≥5.2 mmol/L 或低密度脂蛋白胆固醇 ≥3.4 mmol/L 或高密度脂蛋白胆固醇 <1.04 mmol/L 或尿蛋白/肌酐比值 ≥30 mg/g）。

（3）高血压患者（血压控制在 150/90 mmHg 内），伴有以下 3 项危险因素中至少 2 项：年龄（男性 ≥45 岁或女性 ≥55 岁）、吸烟、高密度脂蛋白胆固醇 <1.04 mmol/L。

（4）CKD 患者，eGFR 为 $30 \sim 45$ mL/$(min \cdot 1.73 \, m^2)$。

下列情况不推荐使用小剂量阿司匹林作为心脑血管疾病的中高危人群的一级预防：无任何危险因素的、年龄不大于 65 岁的女性；高血压患者既没有心血管疾病高危因素，也没有肾功能不全；糖尿病患者不伴动脉粥样硬化性疾病。

美国《Beers 标准（2019 年修订版）》建议，阿司匹林用于心血管事件的一级预防时，年龄在 70 岁及以上的患者应慎用。老年人使用阿司匹林缺乏利益与风险的证据。

因此，如果年龄为 $50 \sim 70$ 岁，无明确的心脑血管疾病，暂时无须服用阿司匹林预防心脑血管疾病。患有高脂血症、糖尿病、高血压、CKD，须综合评估确定是否使用阿司匹林。

阿司匹林大出血的风险在老年人群中显著增加。一些研究表明阿司匹林在有心血管危险因素的老年人中作为一级预防缺少净获益，但证据尚无定论。

阿司匹林引起通常适用于已患有心血管疾病的老年人的二级预防。下列情况须应用阿司匹林进行二级预防：①高血压合并动脉粥样硬化性心血管疾病（atherosclerotic cardiovascular disease，ASCVD）患者；②合并血栓急性发作，如急性冠脉综合征、缺血性脑卒中或短暂性脑缺血、闭塞性周围动脉粥样硬化时，应推荐使用阿司匹林合用 1 种 P2Y12 受体抑制剂。P2Y12 受体抑制剂的选择包括氯吡格雷和替格瑞洛，通常在急性期可给予负荷剂量 1 次（阿司匹林 300 mg，氯吡格雷 $300 \sim 600$ mg 或替格瑞洛180 mg）。阿司匹林（100 mg/d）和氯吡格雷（75 mg/d）或替格瑞洛（180 mg/d）联合应用 $3 \sim 12$ 个月，之后应用小剂量阿司匹林（100 mg/d）作为长期二级预防。

长期应用阿司匹林时应注意：①须在血压控制稳定（<150/90 mmHg）后开始应用。未控制良好的高血压患者，阿司匹林可能增加脑出血风险。②肠溶阿司匹林片建议空腹服用以减少胃肠道反应。③服用前有发生消化道出血的高危因素，如消化道疾病（有溃疡病及其并发症史）、65 岁以上，以及同时服用皮质类固醇、抗凝药或 NSAID 等，应采取预防措施，包括筛查与治疗幽门螺杆菌感染，预防性应用 PPI，以及合理采用联合抗栓药物的方案等。④合并活动性胃溃疡、严重肝病、肾功能衰竭（3 期、4 期）、出血性疾病者须慎用或停用阿司匹林。⑤服用阿司匹林出现严重胃肠出血者停用阿司匹林，按出血相关路径处理，轻者可加用 PPI 治疗。

3. 案例 3-7-6 分析

患者因血尿查因（尿路感染？肾炎？）、高血压、高尿酸血症等使用氯吡格雷片、阿托伐他汀钙片、苯溴马隆片、碳酸氢钠片治疗。处方中阿托伐他汀钙片属于无适应证用药；出现血尿，可能不是使用氯吡格雷的时机，属药品遴选不适宜。

4. 案例 3-7-9 分析

氨基葡萄糖主要用于预防和治疗全身所有部位的骨关节炎（osteoarthritis，OA），缓解和消除 OA 引起的相关症状，用于骨质疏松症属适应证与诊断不符。

《骨关节炎诊疗指南（2018 年版）》首次提出了阶梯化的治疗理念和策略，即基础治疗、药物治疗、手术治疗。基础治疗，适用于所有 OA 患者。早期患者，依据患者的需求和一般情况，优先选择适宜的基础治疗方案。若病情加重，进入第二层药物治疗，在考虑患者发病的部位及自身危险因素的基础上，选择正确的给药途径及药物种类。病情进一步加重，在基础治疗和药物治疗无效的前提下进行手术治疗，手术方案须依据患者病变部位、病变程度、一般情况及自身意愿综合考虑。

（1）药物治疗：应根据 OA 患者病变的部位及病变程度，内外结合，进行个体化、阶梯化的药物治疗。

非甾体抗炎药（NSAIDs）：对中、重度疼痛可联合使用局部外用药物与口服 NSAIDs。最为常用的给药途径是口服。用药原则：①用药前进行危险因素评估，关注潜在的内科疾病风险；口服 NSAIDs 的疗效与不良反应存在个体差异，应评估服用 NSAIDs 的风险，包括对上消化道、脑、肾、呼吸道（支气管哮喘、阿司匹林哮喘）、心血管疾病的风险，然后选择性用药。如果患者上消化道不良反应的危险性较高，可使用选择性 COX-2 抑制剂（如塞来昔布）。如果使用非选择性 NSAIDs，应同时加用 H2 受体拮抗剂、PPI 或米索前列醇等胃黏膜保护剂，其中 PPI 疗效最为肯定。如果患者心血管疾病危险性较高，应慎用 NSAIDs；有严重的心血管疾病者禁用 NSAIDs。②根据患者个体情况，剂量个体化。③尽量使用最低有效剂量，避免过量用药及同类药物重复或叠加使用。同时口服 2 种不同的 NSAIDs 不仅不会增加疗效，反而会增加不良反应。

其他镇痛药物：阿片类药物的不良反应和成瘾性发生率相对较高，应谨慎使用。

关节腔注射药物：关节腔注射药物是侵入性治疗，可能会增加感染的风险，必须严格执行无菌操作及规范操作。①糖皮质激素，每年最多注射 3 次，每次注射须间隔 3 ～ 6 个月。②玻璃酸钠，可改善关节功能，缓解疼痛，安全性较高，可减少镇痛药用量，对早、中期 OA 患者效果更为明显，建议根据患者个体情况应用。但是玻璃酸钠在软骨保护和延缓 OA 疾病进程中的作用尚存争议。③生长因子和富血小板血浆，可改善局部炎症反应，并可参与关节内组织修复及再生，但目前对于其作用机制及长期疗效尚须进一步研究，临床上对有症状的 OA 患者可选择性使用。

缓解 OA 症状的慢作用药物：如氨基葡萄糖、透明质酸，这些药物有缓解疼痛症状、改善关节功能、延缓病程进展的作用，但不能延缓 OA 的进展。目前，该类药物对 OA 的临床治疗效果尚存争议，临床上对有症状的 OA 患者可选择性使用。例如，氨基葡萄糖的剂量 >1 500 mg/d，分 2 ～ 3 次服用，持续 8 周以上，以氨基单糖形式作用于关节软骨，对葡萄糖代谢无影响。

抗焦虑药：如度洛西汀可应用于长期持续疼痛的 OA 患者，尤其是对 NSAIDs 不敏感的患者，可在短期内达到缓解疼痛、改善关节功能的目的，但应用时须注意药物不良反应，包括口干、胃肠道反应等。

中成药：含有人工虎骨粉（如金天格胶囊等）、金铁锁（如金骨莲胶囊等）等有效成分的口服中成药可通过多种途径减轻疼痛、延缓 OA 的疾病进程、改善关节功能，可选择性使用。

（2）手术治疗：在基础治疗和药物治疗无效的前提下需要进行手术治疗。手术治疗作为阶梯化治疗的最后一层，分为修复性治疗（关节镜手术、软骨修复手术、力线矫正手术等）和重建治疗（如关节置换术）。

5. 案例 3 - 7 - 10 分析

二氢吡啶类钙通道阻滞剂主要用于高血压，不良作用主要为心率加快。该案例属适

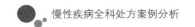

応証不适宜；另外，患者存在心动过速，属遴选药品不适宜。

6. 案例 3-7-12 分析

激素类药物仅用于痛风急性发作的短期治疗，既不用于长期治疗，也不用于高尿酸血症治疗。

痛风急性发作应遵循"尽早""小剂量""单用"原则，尽早（24 小时以内）针对性地使用 NSAIDs、秋水仙碱和糖皮质激素，可有效抗炎镇痛，提高患者生活质量。推荐首选 NSAIDs 以缓解症状。

NSAIDs 的主要不良反应包括胃肠道穿孔、溃疡、出血等。长期使用大剂量 NSAIDs 须监测肾功能，因其可导致慢性肾功能不全，严重慢性肾脏病（G4～5 期）未透析患者不建议使用。COX-2 选择性抑制剂能更针对性地抑制 COX-2，可减少胃肠道损伤等不良反应发生率，但应避免用于心肌梗死、心功能不全等心脑血管疾病患者。有研究显示，依托考昔缓解症状优于双氯芬酸、塞来昔布、吲哚美辛，但依托考昔引发心血管疾病的风险也有所增加（2 倍左右）。

对 NSAIDs 有禁忌的患者，建议单独使用低剂量秋水仙碱（1.5～1.8 mg/d）。在痛风发作 12 小时内尽早使用，超过 36 小时后疗效显著降低。起始负荷剂量为 1.0 mg 口服，1 小时后追加 0.5 mg，12 小时后按照 0.5 mg，每日 1～3 次服用。使用 CYP3A4 酶或强 P 糖蛋白抑制剂（如环孢素 A、克拉霉素、维拉帕米、酮康唑等）时避免使用秋水仙碱。低剂量秋水仙碱与高剂量（4.8～6.0 mg/d）相比并无明显疗效差异，且低剂量秋水仙碱安全性更好，不良反应更低。秋水仙碱不良反应随剂量增加而增加，常见有恶心、呕吐、腹泻、腹痛等胃肠道反应，症状出现时应立即停药；少数患者可出现肝功能异常；肾脏损害可见血尿、少尿、肾功能异常。肾功能损害患者须酌情减量：eGFR 为 35～49 mL/（min·1.73 m²）时最大剂量 0.5 mg/d；eGFR 为 10～34 mL/（min·1.73 m²）时每次最大剂量 0.5 mg，隔日 1 次；eGFR < 10 mL/（min·1.73 m²）者或透析患者禁用。秋水仙碱还可引起骨髓抑制，使用时注意监测血常规。

对急性痛风患者短期单用糖皮质激素（30 mg/d，连续 3 日）可起到与 NSAIDs 同样有效的镇痛作用，且安全性良好，消化道的不良反应少于秋水仙碱。短程糖皮质激素总体安全性良好，特别适合于中、重度肾功能不全者及不耐受 NSAIDs 和秋水仙碱的急性发作期的痛风患者。全身给药时，口服泼尼松 0.5 mg/（kg·d）连续用药 5～10 日停药，或者 0.5 mg/（kg·d）用药 2～5 日后逐渐减量，总疗程 7～10 日。不宜口服用药时，可考虑静脉使用糖皮质激素。长期使用糖皮质激素的不良反应包括高血糖倾向、心境障碍、免疫抑制、体液潴留等，避免使用长效制剂。急性发作仅累及 1～2 个大关节，全身治疗效果不佳者，可考虑关节腔内注射短效糖皮质激素，但避免短期内重复使用。

对于高尿酸血症合并心血管危险因素和心血管疾病者，应同时进行生活干预和药物降尿酸治疗，使血尿酸长期控制在 360 μmol/L 以下。对于有痛风发作的患者，则须将血尿酸长期控制在 300 μmol/L 以下，以防止痛风反复发作。对于无心血管危险因素或无心血管伴发疾病的高尿酸血症患者，以生活干预为主，建议给予相应的干预方案。

降尿酸药物治疗主要有两类：抑制尿酸生成的药物（如别嘌醇、非布司他）和促进尿酸排泄的药物（如苯溴马隆、丙磺舒）。降尿酸治疗的指征包括急性痛风性关节炎频繁发作（每年 2 次以上）、有慢性痛风性关节炎或痛风石。痛风石患者经积极治疗，血尿酸降至 300 μmoL/L 以下维持 6 个月以上，痛风石可逐渐溶解、缩小。对于痛风石较大，压迫神经或痛风石破溃，经久不愈者可考虑手术治疗，但患者术后仍须接受规范化综合治疗。

非布司他通过抑制尿酸合成降低血清尿酸浓度。其在肝脏和肾脏代谢，不完全依赖肾脏排泄，因此，可用于轻、中度肾功能不全者，无须调整剂量，仅需要监测肝功能。但非布司他引起心血管疾病的风险高于别嘌醇。用法及用量：推荐非布司他片的起始剂量为 20 mg 或 40 mg qd；如果 2 周后血尿酸水平仍不低于 360 μmol/L（6 mg/dL），建议剂量增至 80 mg qd。给药时，无须考虑食物和抗酸剂的影响，重度肾功能不全（G4、G5 期）患者慎用。不良反应包括肝功能损害、恶心、关节痛、皮疹等。40 mg 非布司他与别嘌醇疗效相当。本品禁用于正在接受硫唑嘌呤、巯嘌呤治疗的患者。在服用非布司他的初期，经常出现痛风发作频率增加。这是因为血尿酸浓度降低，导致组织中沉积的尿酸盐被动员。为预防治疗初期的痛风发作，建议同时服用非甾体抗炎药或秋水仙碱。在非布司他治疗期间，如果痛风发作，无须中止非布司他治疗。应根据患者的具体情况，对痛风进行相应治疗。

由于 90% 以上的高尿酸血症为肾脏尿酸排泄减少所致，因此促尿酸排泄药适用人群更为广泛。在使用这类药物时要注意多饮水和使用碱化尿液的药物。此外，在使用此类药物之前要测定尿尿酸的排出量，如果患者的 24 小时尿尿酸的排出量已经增加（>3.54 mmol）或有泌尿系结石则禁用此类药物，患溃疡病或肾功能不全者慎用。

苯溴马隆可用于慢性期痛风患者，避免与其他肝损害药物同时使用。长期使用对肾脏没有显著影响，可用于 Ccr>20 mL/min 的肾功能不全患者。对于 Ccr>60 mL/min 的成人无须减量，每日 50～100 mg。通常情况下服用苯溴马隆 6～8 日血尿酸明显下降，降血尿酸强度及达标率强于别嘌呤醇，坚持服用可维持体内血尿酸水平达到目标值。长期治疗 1 年以上（平均 13.5 个月）可以有效溶解痛风石。苯溴马隆不干扰体内核酸代谢和蛋白质合成，长期服用对血细胞没有影响。该药与降压、降糖和调脂药物联合使用时没有药物相互影响。可能出现胃肠不适、腹泻、皮疹等不良反应，但较为少见，罕见肝功能损害。禁忌证：对本品中任何成分过敏者；严重肾功能损害者及患有严重肾结石的患者；孕妇、有可能怀孕的妇女及哺乳期妇女。注意事项：①治疗期间须大量饮水以增加尿量（治疗初期饮水量不得少于 1 500～2 000 mL），心、肾功能正常者维持尿量 2 000 mL 以上，以促进尿酸排泄，避免排泄尿酸过多而在泌尿系统形成结石。②在开始用药的前 2 周可酌情给予碳酸氢钠或枸橼酸合剂碱化尿液，使患者尿液的 pH 控制在 6.2～6.9。定期测量尿液的酸碱度，尤其已患有肾功能不全者，注意定期监测清晨第一次的尿 pH。

7. 案例 3-7-13 分析

某些药物〔如噻嗪类利尿剂、小剂量阿司匹林（<325 mg/d）、乙胺丁醇、吡嗪酰胺、硝苯地平、环孢菌素 A、细胞毒性药物、左旋多巴、果糖、他克莫司、普萘洛尔等〕可阻止尿酸排泄，长期应用可导致血尿酸增高。小剂量阿司匹林尽管会升高血尿

酸，但作为心血管疾病的防治手段不建议停用。

二甲双胍、阿卡波糖、磺酰脲类、噻唑烷二酮、钠－葡萄糖协同转运蛋白2抑制剂（SGLT-2）、阿托伐他汀、非诺贝特、氯沙坦、氨氯地平、维生素C、促肾上腺皮质激素、糖皮质激素、雌激素等有不同程度的降尿酸作用。

建议对于高尿酸血症合并心血管危险因素和心血管疾病者，应同时进行生活指导及药物降尿酸治疗，使血尿酸长期控制在 360 μmol/L 以下。对于有痛风发作的患者，则须将血尿酸长期控制在 300 μmol/L 以下，以防止反复发作。对于无心血管危险因素或心血管疾病的高尿酸血症者，建议给予相应的干预方案。

8. 案例 3 - 7 - 34 分析

大部分抗组胺药没有被批准用于治疗上呼吸道感染相关症状。部分抗变态反应药添加至感冒药复方制剂中被用于治疗感冒症状（上呼吸道症状），但其中一些尚没有被批准用于治疗感冒症状。

（1）第一代抗组胺药。内含抗变态反应药的感冒药复方制剂，如含氯苯那敏的氨麻美敏片Ⅱ、氨酚伪麻美芬片（日片）/氨麻美敏片Ⅱ（夜片）、氨酚伪麻那敏分散片Ⅲ、氨酚伪麻那敏口服溶液、复方锌布颗粒剂、复方愈酚喷托那敏糖浆，含异丙嗪的复方愈创木酚磺酸钾口服溶液，含曲普利啶的复方福尔可定口服溶液。氯苯那敏、曲普利啶属于烷基胺类第一代组胺 H1 受体拮抗剂，异丙嗪属于吩噻嗪类第一代组胺 H1 受体拮抗剂。

（2）第二代抗组胺药。

氯雷他定片：三环哌啶类抗组胺药，选择性外周 H1 受体拮抗剂，用于缓解过敏性鼻炎有关的症状，如喷嚏、流涕、鼻痒、鼻塞及眼部痒与烧灼感。亦适用于缓解慢性荨麻疹、瘙痒性皮肤病及其他过敏性皮肤病的症状及体征。2～12 岁儿童，体重 >30 kg，每次 1 片（10 mg），qd；2～12 岁儿童，体重 ≤30 kg，每次半片（5 mg），qd。

西替利嗪滴剂：哌嗪类抗组胺药，选择性组胺 H1 受体拮抗剂，治疗季节性过敏性鼻炎、常年性过敏性鼻炎及过敏性结膜炎，以及过敏引起的瘙痒和荨麻疹症状。口服。成人或 6 岁以上儿童：1 mL qd；或遵医嘱，改为早、晚各 0.5 mL。2～6 岁儿童：早上和晚上各服用 0.25 mL（约 7 滴），或 0.5 mL（约 14 滴）qd。1～2 岁儿童：早上和晚上各服用 0.25 mL（约 7 滴）。1 岁以下儿童：6 个月以上至 1 岁婴儿，请遵医嘱，谨慎使用。

（3）第三代抗组胺药。左西替利嗪胶囊：用于治疗季节性过敏性鼻炎、常年性过敏性鼻炎、慢性特发性荨麻疹等疾病的过敏相关症状。成人或 6 岁以上儿童：每日口服 1 粒（5 mg），空腹或餐中或餐后均可服用。不建议 6 岁以下儿童使用本品。

（4）过敏反应介质阻释药。

酮替芬片：兼有很强的组胺 H1 受体拮抗作用和抑制过敏反应介质释放作用。抗组胺作用是氯苯那敏的 10 倍，且药效持续时间较长。用于过敏性鼻炎与过敏性支气管哮喘。每次 1 片，早晚服。若困意明显，可只在睡前口服 1 次。4～6 岁，每次 0.4 mg；6～9 岁，每次 0.5 mg；9～14 岁，每次 0.6 mg。

孟鲁司特颗粒：平喘药，白三烯受体拮抗剂。适用于 1 岁以上儿童哮喘的预防和长期治疗，包括预防白天和夜间的哮喘症状，治疗对阿司匹林敏感的哮喘，以及预防运动诱发的支气管收缩，还可以减轻过敏性鼻炎引起的症状（2～5岁儿童的季节性过敏性鼻炎和常年性过敏性鼻炎）。qd，哮喘患者应在睡前服用。过敏性鼻炎患者可根据自身的情况在需要时间服药。同时患有哮喘和过敏性鼻炎的患者应每晚用药1次。本品可直接服用，也可与1勺室温或冷的软性食物（如苹果酱）混合服用，或溶解于一茶匙室温或冷的婴儿配方奶粉或母乳中服用。在服用时才能打开包装袋，打开包装袋以后应立即（15分钟内）服用全部的剂量。与食物、婴儿配方奶粉或母乳混合后的本品不能保存至下次继续服用。本品不应溶解于除婴儿配方奶粉或母乳外的其他液体中服用，但是服药后可以饮水。

孟鲁司特片：适用于15岁及以上成人哮喘的预防和长期治疗，包括预防白天和夜间的哮喘症状，治疗对阿司匹林敏感的哮喘及预防运动诱发的支气管收缩。亦适用于过敏性鼻炎引起的症状（15岁及以上成人的季节性过敏性鼻炎和常年性过敏性鼻炎）。用法：每次1片（10 mg）qd。

（5）抗变态反应药联合使用问题。《新编药物学》（人民卫生出版社，第17版）指出，"联合使用两种结构类型不同的抗组胺药可增强疗效"。《中国荨麻疹诊疗指南（2018版）》指出，"第二代抗组胺药常规剂量使用1～2周后不能有效控制症状时，考虑到不同个体或荨麻疹类型对治疗反应的差异，可更换抗组胺药品种，或联合其他第二代抗组胺药以提高抗炎作用，或联合第一代抗组胺药睡前服用"。因此，在某些情况下，结构类型不同的抗组胺药可以联合使用。联合使用后其疗效、生物效应可增强，同时药品不良反应也会增加。第一代抗组胺药具有类似副作用和不良反应，不建议联合用药。例如，酮替芬片与氯苯那敏片按照常规用法、用量联合使用，疗效增加的同时副作用也增加，导致嗜睡感增加，不建议二者合用。

二、遴选的药品不适宜

典型案例见表3-8。

表3-8 遴选的药品不适宜

案例编号	处方日期	患者	年龄/岁	处方事项	处方点评	问题代码	处方医生	医师确认
1	*	*	49	诊断：高血压、糖尿病……药物：非洛地平缓释片（患者心率95次/分、血压109/79 mmHg）	非洛地平具有增加心率作用，属药品遴选不适宜	2-2	*	
2	*	*	77	诊断：高血压、脑血管供血不足、高脂血症、抑郁性神经官能症。药物：氟桂利嗪胶囊	氟桂利嗪胶囊有加重锥体外系反应作用，禁用于有抑郁症病史的患者	2-2	*	

慢性疾病全科处方案例分析

续表 3-8

案例编号	处方日期	患者	年龄/岁	处方事项	处方点评	问题代码	处方医生	医师确认
3	*	*	66	诊断：糖尿病、高血压、心房颤动、慢性左心功能不全、静脉血栓形成……药物：利伐沙班片、氟桂利嗪胶囊、阿托伐他汀钙片、西格列汀片、达格列净片、硝苯地平控释片、琥珀酸美托洛尔缓释片、二甲双胍片（0.25 g bid）	对于心房颤动患者，氟桂利嗪与硝苯地平均属钙离子拮抗剂，药效重叠可加剧心动过速，属遴选药品不适宜。患者 BMI 32.7 kg/m²，空腹血糖 7.5 mmol/L，鉴于患者超重及使用药物后血糖控制未达标，在维持治疗阶段，二甲双胍最佳剂量为 1.5～2.0 g/d，属使用剂量不足	2-2, 2-5	*	
4	*	*	47	诊断：十二指肠炎、背痛查因、窦性心动过缓。药物：多潘立酮片	多潘立酮片不推荐用于已有心脏传导受阻尤其 QTc 间期延长与电解质异常（低钾血症、高钾血症、低镁血症）、心动过缓及心力衰竭等潜在心脏病患者	2-2	*	
5	*	*	46	诊断：痛风性关节炎、周围神经炎。药物：别嘌醇缓释胶囊、维生素 B₁ 片、甲钴胺片（病历显示患者 2 日前出现急性发作痛风性关节炎）	别嘌醇缓释胶囊禁用于急性痛风性关节炎	2-2	*	
6	*	*	53	诊断：饮食性钙缺乏、高尿酸血症。药物：碳酸钙 D₃ 片	碳酸钙 D₃ 片禁用于高尿酸血症	2-2	*	
7	*	*	*	诊断：高血压、冠心病、支气管哮喘。药物：琥珀酸美托洛尔缓释片、阿司匹林肠溶片、布地奈德福莫特罗粉吸入剂	美托洛尔与阿司匹林慎用于支气管哮喘	2-2	*	

续表 3-8

案例编号	处方日期	患者	年龄/岁	处方事项	处方点评	问题代码	处方医生	医师确认
8	*	*	76	诊断：高血压、高脂血症、冠心病、心动过速、高尿酸血症。药物：氢氯噻嗪片、硝苯地平控释片、琥珀酸美托洛尔缓释片、曲美他嗪片	氢氯噻嗪可致血尿酸升高，慎用于高尿酸血症。硝苯地平控释片长期使用可致血尿酸升高。属遴选药品不适宜	2-2	*	
9	*	*	6	诊断：肠胃性感冒。药物：多潘立酮片	多潘立酮片不适用于婴儿（1岁以下）、体重小于35 kg的儿童（12周岁以下）。属遴选药品不适宜	2-2	*	
10	*	*	1.4	诊断：急性支气管炎、心肌损害、肝功能损害。药物：布洛芬混悬液（4 mL，必要时）、右美沙芬愈创甘油醚糖浆（5 mL tid）	布洛芬：肝肾功能不全慎用，严重肝肾功能不全或严重心力衰竭禁用。属遴选药品不适宜	2-2	*	
11	*	*	—	诊断：CKD 5期、肾性贫血、肾性骨病、胃溃疡。药物：多糖铁复合物胶囊、骨化三醇胶丸、雷贝拉唑肠溶片	多糖铁适用于缺铁性贫血，禁用于肝肾功能严重损害的患者，慎用于胃十二指肠溃疡患者等人群	2-2	*	
12	*	*	53	诊断：高血压病（ACEI不耐受）。药物：培哚普利叔丁胺片	培哚普利叔丁胺片属于ACEI类降压药，属遴选药品不适宜	2-2	*	
13	*	*	72	诊断：睡眠障碍、2型糖尿病、高血压。药物：唑吡坦片、厄贝沙坦氢氯噻嗪片（162.5 mg bid）	患者存在睡眠障碍，厄贝沙坦氢氯噻嗪使用1次，效果可维持12 h，每日2次可能致夜尿增多，进一步影响睡眠。第2次可以使用其他类别单方制剂代替复方制剂	2-2	*	

续表 3-8

案例编号	处方日期	患者	年龄/岁	处方事项	处方点评	问题代码	处方医生	医师确认
14	*	*	55	诊断：高血压、上呼吸道感染。药物：氨麻美敏片Ⅱ	氨麻美敏片Ⅱ含麻黄碱，说明书写有禁用于高血压、心脏病等患者，属遴选药品不适宜	2-2	*	
15	*	*	84	诊断：心力衰竭？AECOPD？药物：布地奈德福莫特罗粉吸入剂	布地奈德福莫特罗粉吸入剂不建议用于急性发作。AECOPD 书写欠规范	2-2	*	
16	*	*	72	诊断：焦虑状态……药物：酒石酸美托洛尔片	美托洛尔属亲脂性β受体阻滞剂，通过血-脑屏障进入中枢系统较快，较多，不建议用于伴焦虑状态的高血压患者等的控制治疗	2-2	*	
17	*	*	67	诊断：幽门螺杆菌感染。药物：左氧氟沙星片 0.5 g 8 片。用法：0.5 g qd	左氧氟沙星用于幽门螺杆菌感染在全国耐药性已相当高，属于二线药物，应在药敏试验下指导用药	2-2	*	
18	*	*	72	诊断：高血压、慢性肾功能不全……药物：厄贝沙坦片（0.15 g qd）、格列齐特缓释片（60 mg qd）	患者 Cr 454 μmol/L，换算得 Ccr 10.6 mL/L。格列齐特缓释片在严重肾功能不全下不推荐使用	2-2	*	
19	*	*	—	诊断：急性上呼吸道感染、窦性心律不齐。药物：复方锌布颗粒、氨溴特罗口服溶液	氨溴特罗含克伦特罗，慎用于窦性心律不齐	2-2	*	
20	*	*	69	诊断：高血压、冠心病、慢性肾功能不全伴……药物：曲美他嗪缓释片（35 mg bid）	曲美他嗪禁用于帕金森病及帕金森综合征、震颤、不宁腿综合征、严重肾功能不全、哺乳期。根据患者的病历信息不确定其肾功能受损程度	2-2	*	

续表 3 - 8

案例编号	处方日期	患者	年龄/岁	处方事项	处方点评	问题代码	处方医生	医师确认
21	*	*	—	诊断：高血压、糖尿病、胃溃疡。药物：非洛地平缓释片、阿托伐他汀、阿司匹林肠溶片、琥珀酸美托洛尔缓释片	阿司匹林慎用于胃溃疡患者，确须使用应在 PPI 保护下使用。处方医师未签名	2-2，1-2	*	
22	*	*	—	诊断：睡眠障碍、抑郁症、帕金森病、冠心病、慢性胃十二指肠溃疡。处方：多巴丝肼片、曲美他嗪片、奥美拉唑肠溶片、坦索罗辛缓释胶囊	多巴丝肼禁用于严重心血管、精神疾病等，慎用于胃十二指肠溃疡、抑郁症等，药物遴选不适宜。坦索罗辛与上述诊断适应证不符	2-2，2-1	*	
23	*	*	*	诊断：原发性高血压、湿疹、真菌感染。药物：地奈德乳膏	地奈德属激素类药物，不推荐用于真菌感染	2-1	*	

1. 案例 3 - 8 - 4 分析

使用较广泛的胃肠动力药物主要有多潘立酮、莫沙必利等。多潘立酮是外周 D2 受体拮抗剂，根据说明书，多潘立酮片用于 12 岁以上或体重大于 35 kg 的患者。有该药物致严重心力衰竭、心源性猝死的报道，因此对心动过缓者不推荐使用，严重心血管病者禁用。莫沙必利属选择性 5HT4 受体激动剂，对心脏 QT 间期可能有影响，但目前没有致心律失常报道。伊托必利属 D2 受体拮抗剂和乙酰胆碱酯酶抑制剂，西尼必利属选择性 5HT4 受体激动剂和 D2 受体拮抗剂，二者心脏安全性较好，药物间副作用少，不良反应发生率较低。

2. 案例 3 - 8 - 5 分析

患者诊断为痛风性关节炎、周围神经炎，使用别嘌醇缓释胶囊、维生素 B_1 片、甲钴胺片。但病历显示患者 2 日前出现急性发作痛风性关节炎，别嘌醇缓释胶囊禁用于急性痛风性关节炎，属遴选药品不适宜。

3. 案例 3 - 8 - 8 分析

氢氯噻嗪慎用于高尿酸血症，其主要通过 2 条途径影响血尿酸：①浓缩尿液，致血尿酸升高。②干扰肾小管排泄尿酸，致血尿酸升高。另外，噻嗪类利尿剂大剂量应用或与 β 受体阻滞剂联用时可能对糖脂代谢或电解质平衡有影响，因此，不建议大剂量应用噻嗪类利尿剂或二者联用。

4. 案例 3 - 8 - 10 分析

布洛芬在肝脏中代谢，60%～90% 经肾排泄。肝、肾功能不全者慎用，严重肝肾功能不全或严重心力衰竭者禁用。

5. 案例 3 -8 -11 分析

铁制剂含多糖铁，适用于缺铁性贫血，禁用于肝、肾功能严重损害患者，慎用于胃十二指肠溃疡患者等人群。

6. 案例 3 -8 -21 分析

该案例诊断为胃溃疡。阿司匹林肠溶片不推荐用于胃溃疡发作阶段，建议清除幽门螺杆菌后再使用。

有下列情况时使用阿司匹林应谨慎：对止痛药、抗炎药、抗风湿药过敏，或存在其他过敏反应；胃十二指肠溃疡史，包括慢性溃疡、复发性溃疡、胃肠道出血史；与抗凝药合用用于肾功能或心血管循环受损的患者（肾血管性疾病、充血性心力衰竭、血容量不足、大手术、败血症或严重出血性事件），阿司匹林可能进一步增加肾脏受损和急性肾衰竭的风险；对于严重葡萄糖 -6 -磷酸脱氢酶（G6PD）缺乏症患者，阿司匹林可能诱导溶血或者溶血性贫血；可增加溶血风险的因素如高剂量、发热和急性感染；肝功能损害；布洛芬可能干扰阿司匹林肠溶片的作用，若患者合用阿司匹林和布洛芬，应咨询医生；阿司匹林可能导致支气管痉挛并引起哮喘发作或其他过敏反应，危险因素包括支气管哮喘、花粉热、鼻息肉或慢性呼吸道感染；低剂量阿司匹林可减少尿酸的消除，可诱发痛风。

下列情况禁用阿司匹林肠溶片：对阿司匹林或其他水杨酸盐，或药品的任何其他成分过敏；有水杨酸盐或含水杨酸物质、非甾体抗炎药导致哮喘的历史；活动性消化性溃疡；出血体质；严重的肝、肾功能衰竭；严重的心功能衰竭；与氨甲蝶呤（剂量为每周 15 mg 或更多）合用；妊娠的最后 3 个月。

PPI 可用于预防抗血栓药、抗凝血药致出血现象。在 5 种常用 PPI（奥美拉唑、泮托拉唑、兰索拉唑、艾司奥美拉唑和雷贝拉唑）中，奥美拉唑、艾司奥美拉唑主要通过 CYP2C19 途径代谢，对 CYP2C19 的竞争性抑制作用较强；兰索拉唑主要通过 CYP3A4 途径代谢；泮托拉唑除可通过 CYP3A4 途径代谢外，还可转巯基旁路代谢；雷贝拉唑经 CYP450 转化，但其对 CYP2C19 的依赖性较小，主要代谢产物为硫醚和羧酸，因而对 CYP2C19 酶竞争性抑制及受其基因多态性影响最小。5 种 PPI 对肝酶 CYP2C19 抑制强度为：奥美拉唑 >艾司奥美拉唑 >兰索拉唑 >泮托拉唑 >雷贝拉唑。

PPI 联用。①氯吡格雷：须在肝脏中转化为活性产物后才能发挥药效，其中涉及 CYP2C19，因此氯吡格雷与 PPI 联用时，应首选对 CYP2C19 抑制强度小的药物。②阿司匹林：通过抑制 COX-1 减少血栓素 A2 生成发挥抗血小板作用，PPI 与之联用不受影响。③抗凝血药物：华法林导致出血风险增加，应密切关注 INR 值；达比加群酯胶囊、替格瑞洛、普拉格雷对疗效无影响。④利伐沙班：受 CYP3A4 同工酶、P 糖蛋白抑制剂或诱导剂影响，其药动学不受 PPI 影响。

PPI 长期应用相关不良反应：增加肠道细菌感染及腹泻风险，腹泻是导致患者中断 PPI 治疗的最常见原因；轻度增加胃类癌、胃癌发生风险；轻度增加骨折发生风险；轻度增加肺炎发生风险；影响维生素与铁吸收。PPI 服用 1 年以上的患者可出现镁吸收异常。

三、药品剂型或给药途径不适宜

典型案例见表3-9。

表3-9　药品剂型或给药途径不适宜

案例编号	处方日期	患者	年龄/岁	处方事项	处方点评	问题代码	处方医师	医师确认
1	*	*	44	药物：过氧化氢溶液。用法：含漱，每次5 mL，需要时服	过氧化氢溶液不能用于口服，属给药途径不适宜	2-3	*	
2	*	*	59	药物：左氧氟沙星滴眼液5 mL：24.4 mg×1支。用法：口服，0.25 mg tid	左氧氟沙星滴眼液仅作滴眼用，属给药途径不适宜	2-3	*	
3	*	*	90	诊断：鼻前庭炎。药物：红霉素软膏	红霉素软膏说明书指出，"避免接触眼睛和其他黏膜（口、鼻等）"，鼻前庭属腔内黏膜，属药品剂型不适宜	2-3	*	
4	*	*	26	诊断：外阴炎。药物：头孢克洛缓释片、红霉素眼膏（0.1 g涂眼睑内，tid）	红霉素眼膏剂型不适宜，可能是红霉素软膏	2-3	*	
5	*	*	3	药物：开喉剑喷雾剂（儿童型）。用法：口服，1 mL tid	开喉剑喷雾剂用法为"适量，喷患处，每日数次"，属给药途径不适宜	2-3	*	
6	*	*	32	药物：双料喉风散。用法：口服，0.05 g tid	双料喉风散用法应为喷患处	2-3	*	
7	*	*	49	药物：门冬胰岛素注射液（笔芯）。用法：肌内注射，14 IU bid	门冬胰岛素注射液不能用于肌内注射，因门冬胰岛素注射液比可溶性人胰岛素起效更快、作用时间更短，属给药途径不适宜	2-3	*	
8	*	*	*	药物：门冬胰岛素30注射液（笔芯）。用法：肌内注射	门冬胰岛素30注射液等预混胰岛素混悬剂类不能肌内注射	2-3	*	
9	*	*	48	药物：人干扰素阴道软胶囊。用法：1粒，口服，qd	人干扰素阴道软胶囊给药途径不适宜	2-3	*	

续表 3-9

案例编号	处方日期	患者	年龄/岁	处方事项	处方点评	问题代码	处方医师	医师确认
10	*	*	*	药物：沙丁胺醇吸入气雾剂。用法：2 喷，阴入，tid	沙丁胺醇吸入气雾剂供吸入用，"阴入"属给药途径不适宜	2-3	*	
11	*	*	*	药物：布地奈德福莫特罗粉吸入剂。用法：1 吸，喷喉，bid	布地奈德福莫特罗粉吸入剂"喷喉"属给药途径不适宜，应为吸入	2-3	*	
12	*	*	*	诊断：左足皮肤擦伤、皮肤感染。药物：0.9%氯化钠注射液 10 mL×1 支。用法：10 mL po qd	0.9%氯化钠注射液 10 mL "口服"属给药途径不适宜，应为外用患处	2-3	*	
13	*	*	*	药物：氨麻美敏片。用法：1 片，心注，tid	氨麻美敏片属给药途径不适宜	2-3	*	
14	*	*	*	药物：氯苯那敏片。用法：外涂患处	氯苯那敏片外涂患处属给药途径不适宜	2-3	*	
15	*	*	7	药物：复方多粘菌素 B 软膏。用法：口服，0.1 g tid	复方多粘菌素 B 软膏，推荐用法为外用，属给药途径不适宜	2-3	*	
16	*	*	*	药物：复方血栓通胶囊。用法：3 粒，超声雾化，tid	复方血栓通胶囊"超声雾化"，属给药途径不适宜	2-3	*	
17	*	*	31	药物：康妇消炎栓。用法：阴道塞药，qd，每次 1 枚	康妇消炎栓说明书要求"直肠给药，每次 1 粒，每日 1~2 次"，属给药途径不适宜	2-3	*	
18	*	*	35	诊断：口腔溃疡、口疮病。药物：康复新液。用法：10 mL，口服，tid	康复新液内服用于胃痛出血，胃、十二指肠溃疡，以及阴虚肺痨、肺结核的辅助治疗；外用用于金疮、外伤、溃疡、瘘管、烧伤、烫伤、褥疮之创面。用法可能为漱口	2-3	*	

续表 3 – 9

案例编号	处方日期	患者	年龄/岁	处方事项	处方点评	问题代码	处方医师	医师确认
19	*	*	51	诊断：肩周炎。药物：消痛贴膏。用法：外涂患处，每次 2 贴，qd	消痛贴膏外涂患处属给药途径不适宜	2 – 3	*	
20	*	*	47	药物：咽立爽口含滴丸。用法：喷喉	咽立爽口含滴丸推荐用法为含服	2 – 3	*	

四、用法、用量不适宜

典型案例见表 3 – 10。

表 3 – 10　用法、用量不适宜

案例编号	处方日期	患者	年龄/岁	处方事项	处方点评	问题代码	处方医师	医师确认
1	*	*	26	诊断：HP（＋）。药物：枸橼酸铋钾片/替硝唑片/克拉霉素片、阿莫西林胶囊、艾司奥美拉唑镁肠溶片（20 mg qd）	（1）清除幽门螺杆菌，PPI 用法为 bid。（2）诊断书写不规范，应为幽门螺杆菌感染	2 – 5	*	
2	*	*	46	诊断：消化性溃疡。药物：雷贝拉唑钠肠溶片 10 mg × 36 片。用法：10 mg po bid	雷贝拉唑钠肠溶片用于胃溃疡、十二指肠溃疡，推荐用法为 qd；反流性食管炎者，若夜间存在胃酸反流，可补加 1 次	2 – 5	*	
3	*	*	*	诊断：2 型糖尿病。处方：阿卡波糖片（100 mg qd）	阿卡波糖应于餐前 10 min 或与第一口饭一起嚼服，属用法不适宜	2 – 5	*	
4	*	*	70	诊断：带状疱疹。药物：阿昔洛韦片 0.1 g × 3 盒。用法：0.8 g po tid	阿昔洛韦片用于带状疱疹，成人常用量为每次 0.8 g，每日 5 次，共 7 ～ 10 d	2 – 5	*	

续表 3 - 10

案例编号	处方日期	患者	年龄/岁	处方事项	处方点评	问题代码	处方医师	医师确认
5	*	*	20	诊断：带状疱疹。药物：阿昔洛韦乳膏。用法：0.1 g qid	阿昔洛韦乳膏用于成人与小儿均为白天每 2 h 1 次，每日 6 次，共 7 d	2 - 5	*	
6	*	*	63	药物：丙戊酸钠缓释片。用法：0.5 g tid	丙戊酸钠缓释片推荐用法为 bid	2 - 5	*	
7	*	*	—	诊断：急性结膜炎。药物：玻璃酸钠滴眼液。用法：8 滴（每次）滴眼，每 4 h 1 次	玻璃酸钠滴眼液推荐用法为每次 1～2 滴，每日 5～6 次，属用量不适宜	2 - 5	*	
8	*	*	77	药物：布地奈德福莫特罗粉吸入剂 60 吸×1 盒。用法：60 吸，吸入，qd	布地奈德福莫特罗粉吸入剂推荐用法为每次 1～2 吸	2 - 5	*	
9	*	*	6	药物：复方福尔可定口服溶液。用法：口服，每次 50 mL tid	处方有修改，50 mL 改为 5 mL，0 没有划掉（正文字迹难辨认）	2 - 5	*	
10	*	*	63	诊断：继发性癫痫、脑梗死后遗症、心房颤动（华法林效果不佳）……药物：达比加群酯胶囊（0.11 g qd）、丙戊酸钠缓释片（0.5 g tid）	达比加群酯胶囊推荐用法为存在高出血风险的患者，110 mg bid。丙戊酸钠缓释片推荐用法为每日 1～2 次	2 - 5	*	
11	*	*	2 岁 4 月	诊断：轻度贫血、缺铁性贫血、饮食性钙锌缺乏。药物：蛋白琥珀酸铁口服溶液（15 mL：40 mg）。用法：40 mg po tid	（患者体重 13.5 kg）蛋白琥珀酸铁口服溶液儿童按 1.5 mL/（kg·d），分 2 次于饭前服用，因此患者应该每日服用 20 mL	2 - 5	*	
12	*	*	83	诊断：高血压、2 型糖尿病、便秘……药物：多库酯钠片。用法：3 片，tid	多库酯钠片推荐用法为 1～3 片/日	2 - 5	*	
13	*	*	52	药物：厄贝沙坦片。用法：0.3 mg po qd	厄贝沙坦常规用量为 0.15～0.3 g/d	2 - 5	*	
14	*	*	56	药物：铝镁匹林片（Ⅱ）。用法：1 mg po qd	铝镁匹林片（Ⅱ）1 mg/d，属用量不适宜	2 - 5	*	

续表 3 - 10

案例编号	处方日期	患者	年龄/岁	处方事项	处方点评	问题代码	处方医师	医师确认
15	*	*	83	药物：二甲双胍片。用法：1 g po tid	二甲双胍最佳日有效剂量一般不超过 2 g，尤其是老人或肾功能受损患者	2 - 5	*	
16	*	*	34	药物：非洛地平缓释片。用法：5 mg po bid	非洛地平片半衰期长达25 h 以上，非洛地平缓释片每日服用 1 次可以获得24 h 降压效果	2 - 5	*	
17	*	*	46	诊断：高血压、高脂血症、轻度缺铁性贫血。药物：非诺贝特胶囊。用法：0.2 g po qn	非诺贝特微粒化胶囊，推荐用法 qd，餐后即服/餐时 1 粒	2 - 5	*	
18	*	*	44	诊断：糖尿病。药物：50% 葡萄糖注射液 20 mL ×9 支。用法：20 mL po qd	用量不适宜，应为"165 mL，次服"，属用量不适宜	2 - 5	*	
19	*	*	64	诊断：糖尿病、高血压、高脂血症。药物：格列吡嗪控释片。用法：5 mg bid	格列吡嗪控释片服用 1 次，持续作用时间可达 2 h 以上。说明书要求每日服用 1 次，每次 5 ~10 mg，每日最大剂量 20 mg，超过10 mg 降糖效应没有增加。每日使用 2 次，第二次在晚餐时，均速释放格列吡嗪促进胰岛素分泌，可能导致夜间低血糖	2 - 5	*	
20	*	*	68	诊断：糖尿病。药物：格列美脲片。用法：2 mg po bid	格列美脲推荐用法为 qd，每日最大剂量 6 mg	2 - 5	*	
21	*	*	70	药物：格列齐特缓释片60 mg × 2 盒。用法：60 mg po bid	格列齐特缓释片每日服用 1 次，有效血药浓度可维持 24 h。格列齐特缓释片是磺酰脲类促胰岛素分泌剂，每日使用 2 次可能导致低血糖反应	2 - 5	*	

续表 3 – 10

案例编号	处方日期	患者	年龄/岁	处方事项	处方点评	问题代码	处方医师	医师确认
22	*	*	59	诊断：高血压、胃溃疡、类风湿关节炎、复合型高脂血症。药物：氨甲蝶呤片。用法：2.5 mg po qd	氨甲蝶呤用于类风湿关节炎，首次口服用量常为每周 5 ～ 7.5 mg（2 ～ 3 片）；如果疗效好且耐受，可每 2 ～ 4 周增加 2.5 mg（1 片），最大剂量每周 15 ～ 20 mg。最好每周固定时间，如午饭后 15 ～ 30 min 服用。联合叶酸片解毒，在服用氨甲蝶呤片后，次日服用，至少每周 5 mg	2 – 5	*	
23	*	*	7	诊断：蛔虫病。药物：甲苯咪唑片 0.1 g × 2 片。用法：0.1 g po qd	甲苯咪唑片用于 4 岁以上人群，2 片/次服用即可，属用法、用量不适宜	2 – 5	*	
24	*	*	32	诊断：霉菌性阴道炎、带下、湿疹。药物：克霉唑阴道片 0.5 g × 2 片。用法：阴道用药，每次 1 片，每日晚上 1 次	克霉唑阴道片用法为睡前 1 片，1 片为 1 个疗程，必要时在 4 日后进行第二次治疗，属用法、用量不适宜	2 – 5	*	
25	*	*	2月10	（体重：4 kg）药物：氯苯那敏片。用法：1 mg po bid	氯苯那敏用于儿童，剂量一般为每次 0.1 mg/kg，患者体重为 4 kg，因此氯苯那敏片使用量应为每次 0.4 mg	2 – 5	*	
26	*	*	38	药物：氯雷他定片（10 mg bid）、左西替利嗪胶囊（5 mg qd）	氯雷他定片推荐用法为成人及 12 岁以上儿童，每次 1 片 qd	2 – 5	*	
27	*	*	32	诊断：高血压、过敏性鼻炎。药物：琥珀酸美托洛尔缓释片。用法：47.5 mg qd	美托洛尔用量不足（患者心率为 109 次/分，血压为 131/82 mmHg，用药后心率在 109 次/分）	2 – 5	*	

续表 3 - 10

案例编号	处方日期	患者	年龄/岁	处方事项	处方点评	问题代码	处方医师	医师确认
28	*	*	46	诊断：慢性乙型肝炎、2 型糖尿病。药物：门冬胰岛素注射液。用法：6 IU qd	门冬胰岛素属超短效、速效胰岛素，要求紧邻餐前皮下注射，若遗漏，必要时餐后立即使用	2 - 5	*	
29	*	*	1.25	诊断：急性肠炎。药物：蒙脱石散（3 g bid）	蒙脱石散，1 ～ 2 岁每日 1 ～ 2 袋，分 3 次服	2 - 5	*	
30	*	*	4	诊断：过敏性鼻炎……药物：孟鲁司特纳颗粒 4 mg×5 袋。用法：口服，每次 1 mg，每日晚上 1 次	孟鲁司特钠颗粒推荐用法为：2 ～ 5 岁过敏性鼻炎患者应每日服用 4 mg，口服，颗粒 1 袋干吞或加入调配好的配方奶粉中口服	2 - 5	*	
31	*	*	61	诊断：脑动脉供血不足……。药物：尼莫地平片。用法：20 mg po qd	尼莫地平片推荐用法为 tid	2 - 5	*	
32	*	*	45	药物：培哚普利叔丁胺片。用法：8 mg po qd	培哚普利片叔丁胺半衰期约为 3 h，每日于固定时间使用 1 次即可，推荐最大剂量为 8 mg/d	2 - 5	*	
33	*	*	1.92	药物：葡萄糖酸钙锌口服液。用法：10 mL po qd	葡萄糖酸钙锌口服液，婴幼儿每日 5 ～ 10 mL，分 2 ～ 3次，饭后服	2 - 5	*	
34	*	*	70	药物：曲美他嗪缓释片 35 mg×30 片。用法：30 mg po qd	曲美他嗪缓释片不适合分割使用，属用量不适宜。经计算患者 Ccr 为 33 mL/min，应减量使用	2 - 5	*	
35	*	*	—	诊断：踝软组织扭伤。药物：双氯芬酸钠缓释片。用法：75 mg tid	双氯芬酸钠缓释片应为 1 片，qd	2 - 5	*	
36	*	*	2.5	诊断：便秘（气秘）。药物：四磨汤口服液。用法：20 mL tid	四磨汤口服液的说明书指导用量：幼儿 10 mL tid	2 - 5	*	

续表 3 – 10

案例编号	处方日期	患者	年龄/岁	处方事项	处方点评	问题代码	处方医师	医师确认
37	*	*	64	药物：碳酸钙 D_3 片。用法：2 片 po qd	碳酸钙 D_3 片推荐用法用量为：口服，每次 1 片，每日 1～2 次。使用量过大，影响药物吸收	2 – 5	*	
38	*	*	—	诊断：急性上呼吸道感染、恶心查因？胃炎？早孕？耵聍栓塞。药物：碳酸氢钠注射液 12.5 g×1 瓶。用法：12.5 g，外用，qd	碳酸氢钠注射液用于耵聍栓塞时，1 次用量 12.5 g（250 mL）不适宜	2 – 5	*	
39	*	*	—	诊断：高血压、冠状动脉支架置入后、便秘。药物：替格瑞洛片 90 mg×56 片。用法：90 片，bid	替格瑞洛片每次 90 片属用法不适宜，应为每次 90 mg	2 – 5	*	
40	*	*	63	药物：替米沙坦片 80 mg×56 片。用法：160 mg，口服，qd（血压 104/68 mmHg，心率 62）	替米沙坦片最大日剂量为 80 mg	2 – 5	*	
41	*	*	64	诊断：高血压。药物：依那普利片 10 mg，qd（血压为 162/96 mmHg）	依那普利片 10 mg/d，控制血压，用药监测收缩压为 162 mmHg，剂量不足致药物有效性不达标。建议使用标准剂量或与其他降压药联合用药	2 – 5	*	
42	*	*	5	诊断：急性上呼吸道感染。药物：酮替芬片。用法：0.1 片 po qd	酮替芬片用量不适宜	2 – 5	*	
43	*	*	1 岁 1 月	药物：酮替芬分散片 1 mg×12 片。用法：0.5 mg po bid	3 岁以下儿童慎用酮替芬，1 岁（7～10 kg）儿童使用剂量为成人剂量的1/6～1/4	2 – 5	*	
44	*	*	4	药物：吸入用布地奈德混悬液 1 mg + 特布他林雾化液 2.5 mg + 0.9% 氯化钠注射液 10 mL	雾化吸入一般稀释后液体体积小于 6～8 mL。雾化器容量一般小于 10 mL	2 – 5	*	

续表 3 - 10

案例编号	处方日期	患者	年龄/岁	处方事项	处方点评	问题代码	处方医师	医师确认
45	*	*	0.5	药物：西替利嗪滴剂，用法：0.5 mL po qd	西替利嗪滴剂，小于 1 岁的儿童慎用；1～2 岁，0.25 mL po bid。属用法、用量不适宜	2 - 5	*	
46	*	*	5	诊断：急性上呼吸道感染。药物：氨酚伪麻那敏口服溶液。用法：10 mL tid	氨酚伪麻那敏口服溶液，2～5 岁儿童，每次 5 mL	2 - 5	*	
47	*	*	4	诊断：急性支气管炎。药物：氨溴特罗口服溶液。用法：2.5 mL po bid	氨溴特罗口服溶液推荐用法为 4～5 岁（16～22 kg）儿童，10 mL bid	2 - 5	*	
48	*	*	*	诊断：关节炎、皮炎。药物：雪山金罗汉止痛涂膜剂 45 mL×1 瓶。用法：外用，45 mL tid	雪山金罗汉止痛涂膜剂每次 1 瓶（45 mL），属用量不适宜	2 - 5	*	
49	*	*	49	药物：苯扎氯铵贴。用法：外贴患处，0.5 贴 bid	苯扎氯铵贴为一次性使用无菌产品，拆封后忌再次接触中间复合垫	2 - 5	*	
50	*	*	44	药物：咽立爽口含滴丸 25 mg×72 丸×1 盒。用法：0.05 mg 含服，qid	咽立爽口含滴丸推荐用法为含服，每次 2～4 丸，qid	2 - 5	*	
51	*	*	73	诊断：贫血。药物：叶酸片。用法：0.8 mg po qd	叶酸片用于各种原因引起的叶酸缺乏及叶酸缺乏所致的巨幼红细胞贫血时，每次 5～10 mg，每日 15～30 mg。用于高同型半胱氨酸血症时，突击治疗待正常后，维持治疗为每日 0.8 mg	2 - 5	*	

续表 3 - 10

案例编号	处方日期	患者	年龄/岁	处方事项	处方点评	问题代码	处方医师	医师确认
52	*	*	3	诊断：急性支气管炎、咳嗽（风热证）。药物：右美沙芬愈创甘油醚糖浆。用法：15 mL po tid	右美沙芬愈创甘油醚糖浆用于 1～3 岁儿童（10～15 kg），一次 5 mL tid，24 h 内不得超过 4 次，用量超限	2 - 5	*	

1. 案例 3 - 10 - 1 分析

患者 26 岁，诊断为 HP（+）。使用枸橼酸铋钾片/替硝唑片/克拉霉素片、阿莫西林胶囊、艾司奥美拉唑镁肠溶片。该处方主要问题：①清除幽门螺杆菌感染，PPI 用法为 bid。②诊断书写不规范，应为幽门螺杆菌感染。③违反抗菌药物管理规定，3 种抗菌药物同时使用。

《第五次全国幽门螺杆菌感染处理共识报告》指出，规范治疗可以提高治疗成功率，减少耐药菌产生。

（1）针对 HP 感染，克拉霉素、甲硝唑、左氧氟沙星在全国的耐药率已较高。阿莫西林、四环素、呋喃唑酮，目前可以作为一线治疗抗菌药物。左氧氟沙星建议作为二线药物，结合当地药敏试验结果使用。没有提及替硝唑、奥硝唑在 HP 感染治疗中的情况。

（2）HP 根除四联疗法：标准剂量的 PPI + 铋剂 + 2 种抗菌药物。标准剂量 PPI 为奥美拉唑 20 mg/艾司奥美拉唑 20 mg/雷贝拉唑 10 mg 或 20 mg/兰索拉唑 30 mg/泮托拉唑 40 mg/艾普拉唑 5 mg。标准剂量铋剂为枸橼酸铋钾 0.6 g（以铋计 220 mg，2 粒）。基于社区健康服务中心现有药品，2 种抗菌药物组合为：①阿莫西林 + 克拉霉素片。②阿莫西林 + 左氧氟沙星。③阿莫西林 + 甲硝唑。

（3）根除 HP，务必要使用标准剂量 PPI，bid。若 PPI 给药次数为 qd，胃 pH 不能保持 4.0 以上 18 小时。胃 pH 大于 4.0，利于抗菌药物保持稳定及胃黏膜修复。

（4）经验治疗不推荐含克拉霉素和甲硝唑的非铋制剂四联疗法。加入铋制剂可提高根除率。

（5）经验性含铋制剂四联疗法疗程为 10 日或 14。如果治疗失败，原则上不重复原方案。

2. 案例 3 - 10 - 4 分析

阿昔洛韦片用于治疗带状疱疹推荐用法为成人每次 0.8 g，每日 5 次，共 7～10 日。阿昔洛韦片用于治疗水痘：2 岁以上儿童按体重 20 mg/kg qid，共 5 日，出现症状立即开始治疗；40 kg 以上儿童和成人常用量为 0.8 g qid，共 5 日。肾功能不全者应调整剂量。

伐昔洛韦片用于带状疱疹推荐用法为 500 mg tid，疗程 7 日。其用于单纯疱疹治疗用法为 500 mg bid，首次发病者病情可能较重，疗程需要延长至 10 日，对于复发的感染，疗程应为 5 日。建议在前驱症状期或刚出现症状、体征时即开始治疗。肾功能不全者应调整剂量。轻、中度肝硬化患者（肝脏合成功能能够维持）无须调整本品的用药剂量。

3. 案例 3 - 10 - 16 分析

降血压药物目前往长效发展，氨氯地平、非洛地平缓释片、替米沙坦等使用 1 次可维持有效血药浓度 24 小时以上。肾功能不全或糖尿病患者，可能存在夜间及清晨血压偏高，建议在睡前服用药物（如厄贝沙坦、氯沙坦钾等）1 次。

4. 案例 3 - 10 - 19/20/21 分析

磺酰脲类促胰岛素分泌剂（如格列齐特缓释片、格列吡嗪控释片、格列美脲片等），使用 1 次可维持作用 24 小时，为防止夜间血糖过低，建议用法为 qd。二甲双胍除能促进餐时胰岛素敏感性外，尚能增加基础胰岛素的敏感性，因此二甲双胍每日可使用 2～3 次。

5. 案例 3 - 10 - 40 分析

非二氢吡啶类 CCB、β 受体阻滞、ARB、ACEI 等常用降血压药物使用常规标准剂量降低收缩压 9.5 mmHg，加倍剂量仅可进一步降低收缩压 3 mmHg，因此主张联合用药，不建议片面增加剂量。

中等强度他汀类药物（阿托伐他汀 10～20 mg、瑞舒伐他汀 5～10 mg、氟伐他汀 80 mg、血脂康胶囊 1.2 g/d），使 LDL-C 水平降低 30%～50%。剂量加倍时，LDL-C 进一步降低 6%（他汀疗效 6% 效应），副作用增加。

6. 案例 3 - 10 - 43 分析

儿童剂量根据年龄计算，正常体重儿童，6 个月至 1 岁药物使用剂量为成人剂量的 1/7～1/5，1～2 岁药物使用剂量为成人剂量的 1/5～1/4，2～4 岁药物使用剂量为成人剂量的 1/4～1/3，4～6 岁药物使用剂量为成人剂量的 1/3～2/5，6～9 岁药物使用剂量为成人剂量的 2/5～1/2。或者根据体重计算，小儿用量 = 小儿体重 × 成人用量/60，此方法针对年幼者求得的剂量偏低，针对年长儿童求得的剂量偏高，应根据临床经验适当增减。

五、联合用药不适宜

典型案例见表 3 - 11。

表 3 - 11 联合用药不适宜

案例编号	处方日期	患者	年龄/岁	处方事项	处方点评	问题代码	处方医师	医师确认
1	*	*	*	药物：门冬胰岛素 30 注射液、甘精胰岛素注射液	门冬胰岛素 30 注射液属预混胰岛素，具有速效和中效作用，不推荐与长效胰岛素联合用药	2 - 6	*	
2	*	*	*	药物：门冬胰岛素 30 注射液、格列齐特缓释片	预混胰岛素不推荐与磺酰脲类促胰岛素分泌剂（如格列齐特）合用	2 - 6	*	

六、重复给药

典型案例见表 3 - 12。

表 3 - 12 重复给药

案例编号	处方日期	患者	年龄/岁	处方事项	处方点评	问题代码	处方医师	医师确认
1	*	*	71	诊断：高血压、糖尿病、心房颤动。药物：达比加群酯胶囊（0.11 g bid）、阿司匹林肠溶片（0.1 g qd）	患者病历显示没有达比加群酯胶囊与阿司匹林肠溶片同时使用的指征，属重复给药	2 - 7	*	
2	*	*	91	诊断：冠心病、胸痹（血瘀）、脑供血不足、高血压、高脂血症。药物：阿司匹林肠溶片、氯吡格雷片、复方丹参片	阿司匹林肠溶片与氯吡格雷片同时使用，患者病历显示没有联合用药指征，属重复给药	2 - 7	*	
3	*	*	68	诊断：高血压、脑供血不足、心房颤动。药物：氯沙坦钾片（100 mg qd）、缬沙坦氨氯地平片（80 mg/5 mg qd）、琥珀酸美托洛尔缓释片（47.5 mg qd）、阿托伐他汀钙片（20 mg qd）、达比加群酯胶囊（110 mg bid）	病历记录无其他并发疾病危险因素禁忌，氯沙坦钾与缬沙坦同属 ARB 类降血压药，属重复给药	2 - 7	*	

续表 3-12

案例编号	处方日期	患者	年龄/岁	处方事项	处方点评	问题代码	处方医师	医师确认
4	*	*	73	诊断：冠心病、高血压……药物：尼莫地平片（40 mg tid）、缬沙坦氨氯地平片（1 片 qd）	尼莫地平与缬纱坦氨氯地平均为钙离子拮抗剂，属重复给药	2-7	*	
5	*	*	5	诊断：饮食性钙锌缺乏、维生素 D 缺乏病。药物：葡萄糖酸钙锌口服液（10 mL bid）、碳酸钙 D_3 颗粒（3 g qd）	葡萄糖酸钙锌口服液与碳酸钙 D_3 颗粒同时使用属重复用药	2-7	*	
6	*	*	*	诊断：急性咽支气管炎。处方：吸入用布地奈德混悬液、特布他林雾化液、吸入用沙丁胺醇溶液、吸入用异丙托溴铵溶液	特布他林与沙丁胺醇均为 β2 受体激动剂，属重复用药	2-7	*	
7	*	*	58	诊断：高脂血症、膏脂（痰浊阻络）。药物：瑞舒伐他汀钙片（10 mg qd）、血脂康胶囊（0.6 g bid）	血脂康胶囊降血脂主要依赖洛伐他汀，与瑞舒伐他汀同时使用属重复给药	2-7	*	
8	*	*	1.67	药物：氨酚麻美干混悬剂、右美沙芬愈创甘油醚糖浆	二者均含右美沙芬，属重复给药	2-7	*	
9	*	*	3	药物：美敏伪麻口服溶液、右美沙芬愈创甘油醚糖浆	二者均含右美沙芬，属重复给药	2-7	*	
10	*	*	71	药物：右美沙芬愈创甘油醚糖浆、复方甘草片	右美沙芬为中枢性镇咳药，其镇咳作用与可待因相等或稍强；复方甘草片含阿片粉。二者同时使用，可以增强对中枢的抑制作用，属重复给药	2-7	*	
11	*	*	*	药物：氨酚伪麻美芬片、右美沙芬愈创甘油醚糖浆	二者均含右美沙芬，属重复给药	2-7	*	

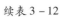

续表 3 - 12

案例编号	处方日期	患者	年龄/岁	处方事项	处方点评	问题代码	处方医师	医师确认
12	*	*	*	药物：氨麻美敏片、右美沙芬愈创甘油醚糖浆	二者均含右美沙芬，属重复给药	2 - 7	*	
13	*	*	*	诊断：急性喘息性支气管炎。药物：孟鲁司特钠咀嚼片、丙卡特罗口服溶液、氨溴特罗口服溶液	氨溴特罗口服溶液含克伦特罗，与丙卡特罗同时使用属重复用药	2 - 7	*	
14	*	*	*	诊断：急性上呼吸道感染。处方：氨麻美敏片Ⅱ（1 片 tid）、布洛芬缓释胶囊（0.3 g q12h）	布洛芬与对乙酰氨基酚（氨麻美敏片Ⅱ含对乙酰氨基酚）同属 NSAID，属重复用药	2 - 7	*	
15	*	*	5	药物：氯苯那敏片（2 mg tid）、复方福尔可定口服溶液（5 mL tid）	氯苯那敏与复方福尔可定口服溶液中的曲普利啶同属烷基胺类第一代抗组胺药，药理作用类似，属重复给药	2 - 7	*	
16	*	*	10	药物：氨酚伪麻那敏口服溶液（10 mL tid）、复方福尔可定口服溶液（10 mL tid）	二者均含伪麻黄碱，且氯苯那敏与曲普利啶药理作用类似，属重复给药	2 - 7	*	
17	*	*	10	药物：氨酚伪麻那敏分散片、复方福尔可定口服溶液	二者均含伪麻黄碱，且氯苯那敏与曲普利啶药理作用类似，属重复用药	2 - 7	*	
18	*	*	10	药物：复方愈创木酚磺酸钾口服溶液、氨酚伪麻那敏口服溶液	复方愈创木酚磺酸钾口服溶液含异丙嗪，氨酚伪麻那敏口服液含氯苯那敏。异丙嗪与氯苯那敏药理作用类似，属重复用药	2 - 7	*	
19	*	*	5	药物：复方愈创木酚磺酸钾口服溶液（5 mL tid）、氨酚伪麻那敏分散片（3 片 tid）	复方愈创木酚磺酸钾口服溶液含异丙嗪，氨酚伪麻那敏分散片含氯苯那敏，同属第一代抗组胺药，属重复给药	2 - 7	*	

续表 3 – 12

案例编号	处方日期	患者	年龄/岁	处方事项	处方点评	问题代码	处方医师	医师确认
20	*	*	34	药物：复方愈创木酚磺酸钾口服溶液（10 mL q6h）、酮替芬片（1 mg bid）	复方愈创木酚磺酸钾口服溶液中的异丙嗪10 mg，与酮替芬具类似药理作用及副作用，属重复给药	2 – 7	*	
21	*	*	55	诊断：急性支气管炎、咳嗽。药物：头孢呋辛酯片、复方甲氧那明胶囊、复方甘草片、氨溴索片、急支糖浆	复方甲氧那明胶囊与复方甘草片均含中枢性镇咳药，属重复给药	2 – 7	*	
22	*	*	40	药物：复方甘草片、复方福尔可定口服溶液	复方甘草片中的阿片粉与复方福尔可定同属中枢性镇咳药，属重复给药	2 – 7	*	
23	*	*	33	药物：复方甘草片 + 强力枇杷露糖浆	复方甘草片含有阿片粉、强力枇杷露糖浆含有罂粟壳，二者均属强力镇咳药，属重复给药	2 – 7	*	

七、有配伍禁忌或者不良相互作用

典型案例见表 3 – 13。

表 3 – 13　有配伍禁忌或者不良相互作用

案例编号	处方日期	患者	年龄/岁	处方事项	处方点评	问题代码	处方医师	医师确认
1	*	*	74	诊断：急性上呼吸道感染、急性支气管炎、咳嗽（风热证）、高血压。药物：右美沙芬愈创甘油醚糖浆、氨溴索片	氨溴索作为黏液溶解剂，应避免与中枢性镇咳药（如右美沙芬）同时使用，以免稀化的痰液堵塞气道	2 – 8	*	
2	*	*	66	诊断：急性支气管炎。药物：复方甘草片（3 片 tid）、氨溴索片（30 mg tid）	氨溴索片应避免与中枢性镇咳药同时使用，以免稀化的痰液堵塞气道	2 – 8	*	

八、其他用药不适宜情况

典型案例见表 3 - 14。

表 3 - 14　其他用药不适宜情况

案例编号	处方日期	患者	年龄/岁	处方事项	处方点评	问题代码	处方医师	医师确认
1	*	*	35	诊断：高血压。药物：缬沙坦胶囊、贝那普利片	《中国高血压防治指南（2018 年修订版）》指出，"不常规推荐但必要时可慎用的联合治疗方案是：ACEI + ARB；ACEI（或 ARB）+ β 受体阻滞剂；中枢作用药 + β 受体阻滞剂"	2 - 9	*	
2	*	*	48	诊断：高血压、慢性咽喉炎、风热袭表。药物：琥珀酸美托洛尔缓释片、培哚普利片	《中国高血压防治指南（2018 年修订版）》指出，"不常规推荐但必要时可慎用的联合治疗方案是：ACEI（或 ARB）+ β 受体阻滞剂；ACEI + ARB；中枢作用药 + β 受体阻滞剂"	2 - 9	*	
3	*	*	52	诊断：高血压。药物：厄贝沙坦片、琥珀酸美托洛尔缓释片	厄贝沙坦与琥珀酸美托洛尔作用机制类似，针对高血压，一般情况不推荐联合使用。在伴其他疾病或并发症（如心力衰竭）时或在利尿剂控制满意下，使用 ACEI（或 ARB）+ β 受体阻滞剂，主要目的是控制症状，防止血压下降速度太快，有时间隔几个小时使用	2 - 9	*	

续表 3 - 14

案例编号	处方日期	患者	年龄/岁	处方事项	处方点评	问题代码	处方医师	医师确认
4	*	*	51	诊断：高血压、高脂血症、膏脂（痰湿阻络）。药物：血脂康胶囊 0.6 g bid（甘油三酯 6.9 mmol/L，LDL-C 2.02 mmol/L）	血脂康胶囊具低强度降甘油三酯作用，患者甘油三酯 > 5.8 mmol/L，胰腺炎风险加大，须启动非诺贝特等药物降甘油三酯	2 - 9	*	

1．案例 3 - 14 - 1/3 分析

缬沙坦胶囊 + 贝那普利片、厄贝沙坦片 + 琥珀酸美托洛尔缓释片，属《中国高血压防治指南（2018 年修订版）》针对高血压（非伴发冠心病等）的非推荐组合。目前，该指南不推荐 ARB + β 受体阻滞剂联合治疗，并建议避免使用 ACEI + ARB 联合治疗，因为 ARB 和 β 受体阻滞剂降压机制部分重叠，降压效果不能显著增加（"1 + 1 < 2"），而 ACEI 与 ARB 联用有增加高钾血症、晕厥及肾功能不全的风险，且对心血管及肾脏保护无协同作用。

2．案例 3 - 14 - 4 分析

目前，国内使用的他汀类降血脂药，常规剂量可使甘油三酯（triglyceride，TG）水平降低 7% ～ 30%，HDL-C 水平升高 5% ～ 15%。

凡临床上诊断为 ASCVD［包括急性冠状动脉综合征（acute coronary syndrome，ACS）、稳定型冠心病、血运重建术后（支架术后/搭桥术后）、缺血性心肌病、缺血性卒中、短暂性脑缺血发作、外周动脉粥样硬化等］患者均属极高危人群。而在非 ASCVD 人群中，则须根据胆固醇水平和危险因素的严重程度及其数目多少，进行危险评估，将非 ASCVD 人群分为高危、中危或低危，由个体心血管病发病危险程度决定需要降低 LDL-C 的目标值。不同危险人群需要达到的 LDL-C/非 HDL-C 目标值有很大不同：低危、中危，LDL-C 目标值 < 3.4 mmol/L，非 HDL-C 目标值 < 4.1 mmol/L；高危，LDL-C 目标值 < 2.6 mmol/L，非 HDL-C 目标值 < 3.4 mmol/L；极高危，LDL-C 目标值 < 1.8 mmol/L，非 HDL-C 目标值 < 2.6 mmol/L。

所有强化他汀类药物治疗的临床研究结果均显示，他汀类药物剂量增加数倍确实可使 ASCVD 事件的发生风险有所降低，但获益的绝对值小，且全因死亡率并未下降。

他汀类药物在 ASCVD 一级和二级预防中均能显著降低心血管事件（包括心肌梗死、冠心病死亡和缺血性卒中等）风险。他汀类药物已成为防治这类疾病最为重要的药物。在中国人群中，安全性是使用高强度他汀类药物需要关注的问题。越来越多的研究表明，高强度的他汀类药物治疗伴随着更高的肌病及氨基转移酶上升风险，而这在中国人群中更为突出。他汀类药物调脂的特点是每种他汀类药物的起始剂量均有良好调脂疗效；而当剂量增倍时，LDL-C 进一步降低的幅度仅约 6%（他汀类药物疗效 6% 效应）。

他汀类药物剂量增倍，药费成比例增加，不良反应增加，而降低 LDL-C 的疗效不显著。因此，建议临床上起始应用中等强度他汀类药物，根据个体调脂疗效和耐受情况，适当调整剂量，若胆固醇水平不达标，与其他调脂药物（如依折麦布）联合应用，可获得安全有效的调脂效果。

　　血清 TG < 1.7 mmol/L 为合适水平。当血清 TG ≥ 1.7 mmol/L 时，首先应用非药物干预措施，包括治疗性饮食、减轻体重、减少饮酒、戒烈性酒等。若 TG 水平仅轻、中度升高（2.3～5.6 mmol/L），为了防控 ASCVD，应以降低 LDL-C 水平为主要目标，同时强调非 HDL-C 须达到基本目标值。经他汀类药物治疗后，若非 HDL-C 仍不能达到目标值，可在他汀类药物基础上短时间内加用贝特类、高纯度鱼油制剂。对于严重高 TG 血症患者，即空腹 TG ≥ 5.7 mmol/L，应首先考虑使用主要降低 TG 和极低密度脂蛋白胆固醇（very low density lipoprotein cholesterol，VLDL-C）的药物（如贝特类、高纯度鱼油制剂或二十碳五烯酸乙酯）。对于 HDL-C < 1.0 mmol/L 者，主张控制饮食和改善生活方式，目前无药物干预的足够证据。

第四章 社区门诊抗菌药物处方案例分析

第一节 社区门诊抗菌药物经验治疗概况

一、基本情况

抗菌药物的不合理使用，直接导致了医疗资源的浪费、耐药菌的增加甚至超级细菌的产生。更为严重的是，耐药菌的传播可能给那些尚未暴露于抗菌药物的患者带来治疗上的不利影响。在美国，住院患者的 20%～50% 抗菌药物处方被认为是不合理的。据美国疾病控制与预防中心（Centers for Disease Control and Prevention，CDC）统计，美国每年至少有 200 万人发生耐药菌感染，大约有 2.3 万人因此而丧命。2011 年，我国卫生部就启动了全国性的抗菌药物临床应用专项整治活动。2016 年，国家卫生和计划生育委员会等 14 个部门联合制定发布了《遏制细菌耐药国家行动计划（2016—2020 年)》，倡导合理、谨慎、负责任地使用抗菌药物。

社区健康服务中心作为基层的医疗机构，数量众多，随着分级诊疗的开展及首诊社区的落实，抗菌药物合理使用日益重要，因其不仅可提高疗效、降低不良反应发生率，还可延缓耐药菌的发生。抗菌药物处方分析、专项点评促进了抗菌药物的合理使用。在中国知网以"门诊""抗菌药物""用药分析"为关键字进行搜索，2019 年其共收载有 18 篇相关文章。这些文章多从抗菌药物药占比、处方率、使用频度、使用强度、消耗量等宏观角度进行分析，但有关抗菌药物治疗是否遵循《抗菌药物临床应用指导原则 (2015 年版)》（以下简称《指导原则》）进行，对患者基于"有无抗菌药物应用指征""选用的品种及给药方案是否适宜"两方面的规范化合理用药则较少报道。

深圳市黄贝岭社区健康服务中心为了掌握门诊抗菌药物经验治疗是否遵循《指导原则》合理用药，了解药物直接应用于患者的情况，为践行《指导原则》提供现实意义，进行了一些探索研究。数据显示，2019 年 8—9 月所有接受抗菌药物治疗的患者共计有 491 例。其中，急性上呼吸道感染 261 例，占比 53.2%；急性下呼吸道感染 107 例，占比 21.8%；口腔感染 45 例，占比 9.2%；尿路感染 24 例，占比 4.9%；皮肤、软组织感染 23 例，占比 4.7%；急性感染性腹泻 17 例，占比 3.5%。急性呼吸道感染合计 368

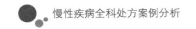

例，占比 74.9%。

从抗菌药物经验治疗使用指征看，符合《指导原则》要求的有 334 例，占比 68.0%。其中，急性上呼吸道感染 187 例，占比 71.6%；急性下呼吸道感染 47 例，占比 43.9%；皮肤、软组织感染 12 例，占比 52.2%；急性感染性腹泻 10 例，占比 58.8%。急性呼吸道感染、皮肤和软组织感染、急性感染性腹泻共 256 例，占比 52.1%。对抗菌药物使用指征把握不严格是监测重点。同时也发现有患者因皮肤外伤换药，不存在感染迹象但仍然使用抗菌药物的情况。

从抗菌药物选择看，基本符合《指导原则》要求的有 465 例，占比 94.7%。其中，口腔感染治疗药物选择有 77.8% 符合要求，急性气管支气管炎药物选择有 90.6% 符合要求，皮肤、软组织感染药物选择有 91.3% 符合要求。抗菌药物选择不符合《指导原则》的患者中，口腔感染多因 2 种药物联合使用，急性气管支气管炎首选第三代头孢菌素而超出宜选与可选药物范围，皮肤、软组织感染因选择氟喹诺酮类药物预防感染而与《指导原则》要求不符。

对抗菌药物用法、用量使用合理性进行分析，其均符合《指导原则》和药品说明书要求。

对抗菌药物使用疗程合理性进行分析，符合《指导原则》要求的只有 202 例，占比 41.1%。其中，急性上呼吸道感染符合《指导原则》要求的仅 3 例。

二、合理用药探索

1. 对 C 反应蛋白、降钙素原在经验治疗中的意义重视不够

急性呼吸道感染经验治疗使用抗菌药物治疗占比 74.9%，其中急性上呼吸道感染的治疗占比 53.2%，因此，急性呼吸道感染是社区门诊接受抗菌药物治疗的重点，上呼吸道感染是重中之重。在日常的监测工作中，应重点关注以呼吸道感染为主诊断的患者。

目前，已明确缺乏细菌及部分病原微生物感染的临床或实验室证据、诊断不能成立者，以及病毒性感染者，均无应用抗菌药物的指征。少数患者因原发或在病毒感染后继发细菌感染，如白细胞与中性粒细胞比增高、咽部脓苔、咳脓黄痰或流脓涕等，此时可根据当地流行病学史和经验使用。但在社区门诊治疗常见感染性疾病时，由于条件所限，无法进行细菌培养和药敏试验针对病原治疗，而多给予抗菌药物进行经验治疗。国外研究显示，对 C 反应蛋白（C reactive protein，CRP）、降钙素原等感染指标的检测可帮助临床医生快速判断病毒或细菌感染，进而判断是否具有抗菌药物使用指征，能显著降低呼吸道感染处方中抗菌药物使用率。

2. 社区门诊抗菌药物经验治疗的药物选择

（1）急性上呼吸道感染的药物选择。黄贝岭社区健康服务中心数据显示急性上呼吸道感染在社区常见感染性疾病中占比 53.2%，是社区健康服务中心的主要感染性疾病类型。因此，急性上呼吸道感染的抗菌药物处方情况是评估合理用药的关键指标。

大部分的急性上呼吸道感染由病毒引起，病程多为自限性，以对症治疗为主，不应常规使用抗菌药物。大量荟萃分析也证明，急性上呼吸道感染使用抗菌药物治疗对发病

后 1～7 日的症状改善、感染控制率与安慰剂无差别，无指征使用不仅疗效有限，更是药源性疾病和耐药发生的重要原因之一。

《指导原则》指出，急性细菌性上呼吸道感染病原体多为口腔定植菌溶血性链球菌、肺炎链球菌、流感嗜血杆菌、葡萄球菌、卡他莫拉菌等。急性细菌性气管支气管炎病原菌多为肺炎支原体、百日咳鲍特菌、肺炎衣原体，以及肺炎链球菌、流感嗜血杆菌、葡萄球菌、卡他莫拉菌等。社区获得性肺炎常见病原体有肺炎链球菌、肺炎支原体、流感嗜血杆菌、肺炎衣原体、葡萄球菌、卡他莫拉菌及需氧革兰氏阴性杆菌等。《CHINET 中国细菌耐药监测结果（2018 年）》显示，A 组 β 溶血性链球菌对克林霉素和红霉素两药的耐药率可达 90% 以上；B 组 β 溶血性链球菌对左氧氟沙星的耐药率最高，为 54.8%；其他链球菌属对左氧氟沙星均较敏感，耐药率为 0～12.6%。在深圳罗湖进行的研究结果显示，肺炎链球菌对红霉素、四环素的耐药率亦处于较高水平，红霉素、四环素不再适合作为首选药物，青霉素则应慎重经验用药。青霉素长期以来被作为治疗肺炎链球菌感染的首选药物，随着长期广泛使用，产生了耐青霉素肺炎链球菌，若为轻度或中度肺炎链球菌感染，仍可将青霉素作为首选药物。肺炎链球菌对莫西沙星、利奈唑胺、万古霉素敏感。因此，呼吸喹诺酮类药物（左氧氟沙星、莫西沙星）在本地区仍可作为急性呼吸道细菌感染社区治疗的宜选药物，尤其是莫西沙星。轻度加重且无耐药菌感染危险因素的慢性阻塞性肺病急性期患者和中度加重但无铜绿假单胞菌感染危险因素患者均适用。莫西沙星较左氧氟沙星更不易发生耐药。对中国 11 家医疗中心的 599 株成人社区获得性呼吸道感染病原菌进行的 CARTIPS 研究显示，肺炎链球菌对莫西沙星始终保持低耐药率。同时也须注意到左氧氟沙星与莫西沙星在适应证上的区别。

（2）急性尿路感染药物选择。急性尿路感染细菌检验阳性患者中，以大肠埃希菌为主要病原菌，约占 71.93%，其次为粪肠球菌与肺炎克雷伯菌。大肠埃希菌对头孢噻肟、头孢曲松、环丙沙星、左氧氟沙星、哌拉西林和复方磺胺甲基异噁唑的耐药率均高于 50%。临床治疗社区获得性泌尿系统感染患者，应结合可能致病菌、当地耐药情况、病情等具体情况，选择合理、有效、安全的抗菌药物。需要指出的是，莫西沙星目前尚没有被批准用于泌尿系统感染的治疗。

（3）急性感染性腹泻的药物选择。急性感染性腹泻致病菌具地域特色，深圳以沙门菌属和空肠弯曲菌属为主。《指导原则》中，对沙门菌属菌，推荐环丙沙星、左氧氟沙星，可选阿奇霉素；对空肠弯曲菌属菌，推荐阿奇霉素，可选红霉素、环丙沙星。

3. 急性细菌性上呼吸道感染抗菌药物经验治疗使用疗程

急性上呼吸道感染抗菌药物经验治疗使用疗程符合《指导原则》要求的仅占 1.15%，基本不符合要求。《指导原则》推荐，以咽炎及扁桃体炎为主要表现的急性细菌性上呼吸道感染，因部分患者可激发溶血性链球菌感染导致继发性并发症（如急性肾小球炎肾炎、急性风湿热），为清除病灶中的细菌，抗菌药物使用疗程为 10 日。而急性细菌性中耳炎、急性细菌性鼻窦炎，为减少其再次复发，抗菌药物使用疗程为 10～14 日。

4. 工作愿景

我国医疗机构对抗菌药物管理的干预措施应不仅从宏观上以限制目录品种品规、使用率、使用量、使用强度等监测指标为考核终点，同时也要采取干预措施来保障《指导原则》和诊疗规范的实施及监测实施结果。只有抗菌药物处方的开具人——临床医生，积极参与抗菌药物的临床使用管理，改变处方习惯，依据《指导原则》和诊疗规范进行规范诊疗行为，才能最终改善患者药物治疗的临床结局。

第二节　社区门诊抗菌药物经验治疗不合理处方典型案例及分析

从《医院处方点评管理规范（试行）》（2010）和《北京市医疗机构处方专项点评指南（试行）》出台的细则看，对抗菌药物合理应用的分析点评分散在多个项目内，如不规范处方1-14"处方医师未按照《抗菌药物临床应用指导原则（2015年版）》开具处方"、用药不适宜处方2-1"适应证不适宜"、用药不适宜处方2-2"遴选药品不适宜"和用药不适宜处方2-5"用法、用量不适宜"等。本社区健康服务中心为了工作便利、利于管理，统一归入"未遵循按照《抗菌药物临床应用指导原则（2015年版）》和《卫生部办公厅关于抗菌药物临床应用管理有关问题的通知》（2009）"开具抗菌药物处方，从用药指征、药物选择、用法与用量、用药疗程、预防用药使用时机等方面进行考察。典型案例见表4-1。

表4-1　抗菌药物不合理处方典型案例

案例编号	处方日期	患者	年龄/岁	处方事项	处方点评	问题代码	处方医师	医师确认
1	*	*	50	诊断：臀部疖肿、皮肤感染。 药物：左氧氟沙星片	《卫生部办公厅关于抗菌药物临床应用管理有关问题的通知》（2009）要求："加强氟喹诺酮类药物临床应用管理，严格掌握临床应用指征。氟喹诺酮类药物的经验治疗用于肠道感染、社区获得性呼吸道感染和社区获得性泌尿系统感染。其他感染有条件使用"	1-14	*	

续表 4－1

案例编号	处方日期	患者	年龄/岁	处方事项	处方点评	问题代码	处方医师	医师确认
2	*	*	*	诊断：毛囊炎、糖尿病。药物：0.9% 氯化钠注射液 250 mL、左氧氟沙星注射液 0.3 g	左氧氟沙星注射液使用违反抗菌药物使用的有关规定	1－14	*	
3	*	*	57	诊断：腱鞘囊肿切除术。药物：头孢呋辛酯片、莫匹罗星软膏	患者 5 d 前手术，Ⅰ类切口术要求预防使用抗菌药物小于 24 h	1－14	*	
4	*	*	38	诊断：右前臂浅二度烫伤。药物：克林霉素胶囊 0.15 g×24 粒。用法：0.3 g tid 口服（4 日前烫伤，自行处理，今复诊）	患者 4 d 前烫伤没有出现感染迹象，若使用抗菌药物预防感染，应第一时间用药，首选头孢菌素类药物；若存在过敏现象，次选克林霉素等	1－14	*	
5	*	*	12	诊断：急性上呼吸道感染、胃肠炎……药物：头孢丙烯片	（1）无使用抗菌药物指征，且没有进行血常规、C 反应蛋白检查。（2）头孢丙烯不适用于胃肠炎	1－14	*	
6	*	*	71	诊断：急性咽喉炎（细菌性）。药物：头孢呋辛酯片［病历示患者双扁桃体二度肿大、咽部充血（＋＋），没有进行血常规、C 反应蛋白检查］	没有使用抗菌药物指征，使用头孢呋辛酯片理由不足	1－14	*	
7	*	*	47	诊断：口腔溃疡、咽痛（风热证）。药物：左氧氟沙星片（病历记录患者无使用抗菌药物指征，也未进行血常规、C 反应蛋白检查）	细菌感染证据不充分，与《抗菌药物临床应用指导原则（2015 年版）》要求不符	1－14	*	
8	*	*	7	诊断：急性支气管炎、肺炎支气管感染？药物：阿奇霉素干混悬剂（病历示血常规未见明显异常、肺炎支原体阴性）	没有使用抗菌药物指征，属没有遵循《抗菌药物临床应用指导原则（2015 版）》要求开具抗菌药物	1－14	*	

续表 4-1

案例编号	处方日期	患者	年龄/岁	处方事项	处方点评	问题代码	处方医师	医师确认
9	*	*	10	诊断：腮腺炎、痄腮（风热型）。药物：阿奇霉素干混悬剂（病历显示无使用抗菌药物指征，血常规中淋巴细胞18.7%，余未见异常，C反应蛋白0.4 mg/L）	腮腺炎因腮腺炎病毒所致，并且血常规和C反应蛋白检查显示无使用抗菌药物指征，与《抗菌药物临床应用指导原则（2015年版）》要求不符	1-14	*	
10	*	*	46	诊断：急性上呼吸道感染（细菌性）、感冒（风热侵咽）。药物：头孢克洛缓释片	没有使用抗菌药物指征：（白细胞5.07×10^9/L，C反应蛋白0.4 mg/L）。属无指征使用抗菌药物	1-14	*	
11	*	*	*	诊断：皮肤灼伤。药物：头孢克肟分散片	头孢克肟的使用违反抗菌药物使用有关规定	1-14	*	
12	*	*	*	诊断：右小腿挫伤。药物：头孢泊肟酯干混悬剂	头孢泊肟酯的使用违反抗菌药物使用有关规定	1-14	*	
13	*	*	*	诊断：急性化脓性扁桃体炎。药物：头孢克肟分散片	急性细菌性咽喉炎及扁桃体炎病原菌主要为A组溶血性链球菌，少数为C或G组溶血性链球菌等，首选阿莫西林、氟喹诺酮类、第一代或第二代头孢菌素	1-14	*	
14	*	*	46	诊断：急性咽喉炎。药物：头孢克肟分散片（患者无使用抗菌药物指征，且没有进行血常规、C反应蛋白检查）	病历记录显示患者缺乏使用抗菌药物指征，且没有进行血常规、C反应蛋白等检查。即使属细菌性急性咽喉炎，首选第三代头孢菌素，也不是较好选择	1-14	*	
15	*	*	51	诊断：急性支气管炎（细菌性）。药物：头孢克肟分散片	与《抗菌药物临床应用指导原则（2015年版）》要求不符。诊断为急性支气管炎（细菌性），急性支气管炎以病毒感染多见，少数可由肺炎支原体、百日咳鲍特菌、肺炎衣原体引起，应优先选择大环内酯类、多西环素、氟喹诺酮类药物治疗	1-14	*	

续表 4-1

案例编号	处方日期	患者	年龄/岁	处方事项	处方点评	问题代码	处方医师	医师确认
16	＊	＊	42	诊断：急性上呼吸道感染（细菌性）……药物：罗红霉素片0.15 g×6 片（1 片 bid）［病历：患者咽部充血（＋）、扁桃体一度肿大，血常规、C 反应蛋白未见异常……］	细菌感染证据不是很充分。针对上呼吸道感染，为防止溶血性链球菌激发继发感染致急性肾小球肾炎等，推荐使用疗程为10 d。这与《抗菌药物临床应用指导原则（2015 年版)》要求不符	1-14	＊	
17	＊	＊	5 岁	诊断：急性上呼吸道感染、感冒、急性支气管炎。药物：克林霉素棕榈酸酯颗粒37.5 mg×18 袋（54.75 mg bid)、寒喘祖帕颗粒（1 包 tid)	病历显示：咳痰不爽、流清涕、咽部无充血……白细胞 4.75×10^9/L、粒细胞比率38.2%……无使用克林霉素指征，并且克林霉素属时间依赖性抗菌药物，bid 的用法与药物药动学/抗菌后效应特点不符，要求每日 3～4 次。违反《抗菌药物临床应用指导原则（2015 年版)》要求	1-14	＊	
18	＊	＊	46	诊断：幽门螺杆菌感染性胃炎。药物：阿莫西林胶囊、克拉霉素片、替硝唑片、枸橼酸铋钾片、兰索拉唑肠溶片	三联抗菌药物同时使用，与抗菌药物管理相关规定不符	1-14	—	

1. 案例 4-1-1 点评分析

患者因为臀部疗肿、皮肤感染使用左氧氟沙星片。氟喹诺酮类药物现阶段不推荐用于皮肤感染。《卫生部办公厅关于抗菌药物临床应用管理有关问题的通知》（2009）要求："加强氟喹诺酮类药物临床应用管理，严格掌握临床应用指征。氟喹诺酮类药物的经验治疗用于肠道感染、社区获得性呼吸道感染和社区获得性泌尿系统感染。其他感染有条件使用。"其他感染结合当地药敏试验结果使用。

2. 案例 4-1-3 点评分析

患者病历资料显示 5 日前行腱鞘囊肿切除术。使用头孢呋辛酯片、莫匹罗星软膏预防感染。《卫生部办公厅关于抗菌药物临床应用管理有关问题的通知》（2009）要求：Ⅰ类切口手术一般不预防使用抗菌药物，确须使用时，要严格掌握适应证、药物选择、用药起始与持续时间。给药方法要按照《抗菌药物临床应用指导原则（2015 年版）》有关规定，术前 0.5～2 小时内，或麻醉开始时首次给药；手术时间超过 3 小时或失血量大于 1 500 mL，术中可给予第二剂；总预防用药时间一般不超过 24 小时，个别情况可延长至 48 小时。腱鞘囊肿切除术属 I 类切口术，要求预防使用抗菌药物小于 24 小时。若对 β 内酰胺类抗菌药物过敏者，可选用克林霉素预防葡萄球菌、链球菌感染，可选用氨曲南预防革兰氏阴性杆菌感染。必要时可联合使用。

3. 案例 4 - 1 - 6 点评分析

患者 71 岁，因急性咽喉炎（细菌性）而使用头孢呋辛酯片。但病历显示，患者双扁桃体二度肿大、咽部充血（＋＋），没有进行血常规、C 反应蛋白检查。综合判定为没有使用抗菌药物指征，因此使用头孢呋辛酯片理由不足。

4. 案例 4 - 1 - 11 点评分析

患者因皮肤灼伤而使用头孢克肟分散片预防感染。皮肤感染病原菌主要为革兰氏阴性菌，预防感染选择头孢菌素时，应首选第一代、第二代头孢菌素。

5. 案例 4 - 1 - 13 点评分析

患者被诊断为急性化脓性扁桃体炎，选择头孢克肟分散片进行抗感染治疗。急性细菌性咽喉炎及扁桃体炎病原菌主要为 A 组溶血性链球菌，少数为 C 或 G 组溶血性链球菌，可选用阿莫西林、氟喹诺酮类、第一代或第二代头孢菌素，而非首选第三代头孢菌素。

6. 案例 4 - 1 - 15 点评分析

患者被诊断为急性支气管炎（细菌性），使用头孢克肟分散片进行抗感染治疗。急性支气管炎以病毒感染多见，少数可由肺炎支原体、百日咳鲍特菌、肺炎衣原体引起，应优先选择大环内酯类、多西环素、氟喹诺酮类药物治疗。首选头孢克肟治疗，与《抗菌药物临床应用指导原则（2015 年版）》要求不符。

7. 案例 4 - 1 - 16 点评分析

患者被诊断为急性上呼吸道感染（细菌性），使用罗红霉素片 0.15 g×6 片（1 片 bid）治疗，但病历显示患者咽部充血阳性、扁桃体一度肿大，血常规、C 反应蛋白未见异常。细菌感染证据不是很充分，并且为防止溶血性链球菌激发继发感染致急性肾小球肾炎等，推荐使用疗程为 10 日。这与《抗菌药物临床应用指导原则（2015 年版）》要求不符。

第五章　社区门诊中成药处方案例分析

有统计表明，目前中成药使用量在基层医疗机构药品中约占40%，大部分由没有接受过中医教育的西医医生开具，近70%医疗机构中成药处方点评由西药师完成。但医生开具中成药前应接受中医理论和中药药性理论的指导，因"症-证-药"具有相关性，即使同一病证也可能存在不同寒热表现，应使用不同寒热药性药物。因此，在全国，中成药的不合理用药也属较普遍的现象。深圳市黄贝岭社区健康服务中心在2018年8月达成共识，对于同一病证，中成药合用不超过3种（含3种）、临床诊断须有中医诊断证候，少数用于治疗证候属性区分度不强的病证或疾病的中成药，也可仅书写西医疾病名。同时配合多种途径干预，目前中成药不合理用药现象得到了根本性逆转：含毒性成分的中成药配有目录清单，使用中成药基本上有相应的中医诊断证候（使用传统的中成药采取中医病名＋中医证名的形式表达，使用现代组方的中成药采取西医疾病名＋中医证名的形式表达），联合用药大幅减少（寒热错杂除外），重复给药药品数量少于3种。

第一节　《北京地区基层医疗机构中成药处方点评共识报告（2018版）》解读

随着基层医疗机构的中成药品种数和临床使用量日益增长，合理用药问题日趋突出，但缺少适用于基层医疗机构中成药处方合理性评价的技术规范和指导。针对这一亟须解决的问题，北京市卫健委基层医疗机构处方点评工作组中成药学组牵头组织论证、完成了《北京地区基层医疗机构中成药处方点评共识报告（2018版）》，为基层医疗机构的中成药处方点评提供技术参考和学术指导。以《北京地区基层医疗机构中成药处方点评共识报告（2018版）》为基础，结合《中成药临床合理用药处方点评北京共识》，总结出以下中成药处方点评核心要点。

（1）适应证点评。中成药合理用药处方点评的首要内容，应遵循中医药理论、中医药治疗学理论及药品说明书的基本原则。中成药处方诊断一般要求书写中医病证名称，包括中医病名、中医证名、中医病名＋中医证名、西医疾病名＋中医证名多种表述形式。

（2）遴选药品点评。遴选药品点评是指患者具有使用某类药物的指征，但所选用的药物相对于老年人、儿童、孕妇、哺乳期、月经期及肝功能不全、肾功能不全或患有其他严重疾病的患者，存在潜在的不良反应或安全风险等情况。

A. 给老年患者开具攻邪类药物（包括但不限于辛温发汗类、清热泻火类、峻下通便类、祛风寒湿类、破血行滞类、解毒开窍类、涤痰化浊类和驱虫类），应明确中医证型确属实邪，否则可能会导致较为严重的副作用，不建议使用。

B. 不应给孕妇开具含有较明确妊娠禁用中药成分（包括但不限于雄黄、水蛭、川乌、麝香、巴豆）的中成药。

C. 除临床经验丰富的中医师和中西医结合医师外，不应给妊娠期患者开具说明书标示为孕妇慎用及等价概念，或含有较明确妊娠慎用的中药成分（包括但不限于麻黄、大黄、川芎、枳壳、肉桂）的中成药。

（3）肝功能不全。不应给肝功能不全患者开具说明书标示为肝功能不全患者慎用及等价概念，或含有较明确导致肝损害的中药成分（包括但不限于朱砂、雄黄、川楝子、苦楝皮、何首乌、雷公藤、土三七、千里光、黄药子、补骨脂、延胡索）的中成药。

（4）肾功能不全。除临床经验丰富的中医师和中西医结合医师外，其他医师不应给肾功能不全患者开具说明书标示为肾功能不全患者慎用及等价概念，或含有较明确导致肾损害的中药成分（包括但不限于马兜铃、木香马兜铃、寻骨风、天仙藤、朱砂莲、大青、细辛、朱砂、雄黄、雷公藤、苦楝皮，或已禁用中药关木通、青木香、广防己）的中成药。

（5）用法、用量点评：单日总量是中医临床药物治疗的切入点。

A. 对含毒性、含毒中成药，对含毒性饮片中成药的用药管控应更为严格，应严格遵循说明书用法、用量使用，不建议进行任何增加安全性风险的超说明书用药。

B. 对于中西药复方制剂，应采用类似于含毒性饮片中成药的严格管理和点评策略。

C. 儿童使用非儿童专用中成药的用法、用量为：一般情况下 3 岁以内服 1/4 成人量，3～5 岁的可服 1/3 成人量，5～10 岁的可服 1/2 成人量，10 岁以上与成人量相差不大即可。

（6）用于疾病急症或急性期治疗的中成药不适合作为慢性病稳定期（包括但不限于高血压、冠心病、慢性支气管炎、慢性腹泻、慢性咳嗽）的治疗药物而长期使用。

（7）从安全性角度看，一般的中药外用贴膏剂（面积 ≥35 cm²）单次用量不宜超过 2 贴，单日总量不宜超过 4 贴，多部位贴敷也须注意总量控制。对于含铅基质外用贴膏剂（黑膏药）、含化学成分（如水杨酸甲酯、苯海拉明等）的中药贴膏剂，使用应更为谨慎。

（8）重复给用药点评：综合多维视角评判更为适宜。

A. 3 种及 3 种以上同一给药途径的中成药联合使用时，潜在不合理风险（包括但不限于重复用药、寒热冲突）会增加，原则上判为重复给药或联合用药不适宜。

B. 存在成分完全包含的衍生方关系且治疗目的相同的，有相同功效、相同成分且位于同一功效的亚类，尤其是含有相同君药，或含有至少 3 种相同中药成分（以炮制品计），或含有的相同中药成分（以炮制品计）数量占比超过 30% 的 2 个中成药足量联用时，均可判断为重复用药。

C. 存在相同毒性成分且功效相近的，含西药成分的中西药复方制剂与该西药联合使用的，均可判断为重复用药。

D. 内服联合外用时、先后交替使用或减量（与说明书标准量相比减少 30% 以上）联用时、急危重症抢救用药时，可不视为重复用药。

E. 含有特殊组分（包括但不限于化学药物、毒烈性中药、中草药有效部位、类似单一明确化学药物的中药）中成药的重复使用存在安全性风险，建议根据情况点评为重复用药或联合用药不适宜。

（9）联合用药不适宜：中成药与中成药的联合用药点评应主要关注药性相悖方面。药性相悖指由于药性或功效相反而造成减效或增毒的现象。

A. 解表类中成药与滋补类中成药不宜同时服用；无论是否发热，感冒期间均不宜服用滋补类中成药，包括但不限于以熟地黄、阿胶、制何首乌、女贞子、淫羊藿为君臣药，同时也包括在药品说明书上标示"感冒期间不宜服用"或等价概念的滋补类中成药。可用于气虚、表虚外感的平补固表类中药（包括但不限于党参、甘草、桂枝）不在此列。

B. 治疗同一疾病（中医或西医概念）的寒性中成药与热性中成药不宜联合使用，明确诊断为寒热错杂证的处方除外。

第二节　适应证不适宜典型案例及分析

2 年多来，深圳市黄贝岭社区健康服务中心发现中成药使用主要存在适应证不适宜、遴选药品不适宜、联合用药不适宜、重复给药等现象。中成药用药不适宜处方的适应证不适宜典型案例见表 5 − 1。

表 5 − 1　中成药适应证不适宜

案例编号	处方日期	患者	年龄/岁	处方事项	处方点评	问题代码	处方医生	医师确认
1	*	*	67	诊断：尿路感染、高血压、淋证（热淋）。药物：板蓝根颗粒	板蓝根颗粒主要用于肺胃热盛所致的咽喉肿痛、口咽干燥，属适应证不适宜	2 − 1	*	
2	*	*	45	诊断：卵巢切除术后、骨质疏松伴有病理性骨折、宫颈癌术后。药物：保妇康栓	保妇康栓主要用于湿热下注所致带下病，属药物适应证与诊断不符	2 − 1	*	

续表 5-1

案例编号	处方日期	患者	年龄/岁	处方事项	处方点评	问题代码	处方医生	医师确认
3	*	*	*	诊断：月经失调。处方：八珍益母胶囊、复方丹参片	（1）复方丹参片适应证与月经不调不符。 （2）处方医生未签名或签名不规范	2-1， 1-2	*	
4	*	*	*	诊断：毛囊炎。处方：比拜克胶囊、复方双花片	复方双花片适应证与毛囊炎不符	2-1	*	
5	*	*	27	诊断：过敏性皮炎、湿疹（湿热蕴肤）、瘾疹（血虚风燥）。药物：藿香正气丸	藿香正气丸具有"解表化湿，理气和中"作用，主要用于暑湿感冒、头痛、身重、胸闷或恶寒发热、脘腹胀痛、呕吐泄泻，属适应证不适宜	2-1	*	
6	*	*	*	诊断：带状疱疹、高血压。处方：抗病毒口服液	抗病毒口服液适应证与诊断不符	2-1	*	
7	*	*	11	诊断：急性肠炎、小儿腹痛病（肝火郁结）。药物：蓝芩口服液	蓝芩口服液用于急性咽炎、肺胃实热证所致的咽痛、咽干、咽部灼热，属药物适应证与诊断不符	2-1	*	
8	*	*	71	诊断：高血压、前列腺增生、高脂血症、高尿酸血症。药物：麝香保心丸	麝香保心丸主要用于气滞血瘀所致胸痹、心绞痛等。用于高血压、前列腺增生、高脂血症，属适应证不适宜	2-1	*	
9	*	*	*	诊断：急性胃炎、甲状腺功能减退、肠道菌群失调。药物：湿毒清胶囊	湿毒清胶囊主要用于血虚风燥所致的风瘙痒，症见皮肤干燥、脱屑、瘙痒，伴有抓痕、血痂、色素沉着；皮肤瘙痒症见上述证候者。属药物适应证与诊断不符	2-1	*	

续表 5 - 1

案例编号	处方日期	患者	年龄/岁	处方事项	处方点评	问题代码	处方医生	医师确认
10	*	*	92	诊断：重度营养不良、缺铁性贫血、高血压、慢性肾功能不全。药物：湿润烧伤膏	湿润烧伤膏适应证与诊断不符	2 - 1	*	
11	*	*	2.4	诊断：胃肠道功能紊乱、肠道菌群失调。药物：口服补液盐、蒙脱石散、双歧杆菌三联活菌片、双料喉风散	双料喉风散清热解毒、消肿利咽，用于肺胃热毒炽盛所致咽喉肿痛、齿龈肿痛，属药物适应证与诊断不符	2 - 1	*	
12	*	*	78	诊断：高血压。药物：速效救心丸	速效救心丸用于气滞血瘀型冠心病、心绞痛，属适应证不适宜	2 - 1	*	
13	*	*	*	诊断：扁桃体炎、急性中耳炎。药物：头孢克洛缓释片、消痛贴膏、肺力咳合剂	消痛贴膏适应证与诊断不符	2 - 1	*	
14	*	*	*	诊断：过敏性皮炎。处方：玉屏风颗粒、小柴胡颗粒	药物适应证与诊断不符	2 - 1	*	
15	*	*	*	诊断：慢性胃十二指肠溃疡。处方：众生丸、香砂养胃片	众生丸适应证与诊断不符	2 - 1	*	
16	*	*	26	诊断：月经过少病、气血亏虚。药物：滋肾育胎丸	滋肾育胎丸补肾健脾、益气培元、养血安胎、强壮身体，用于脾肾两虚、冲任不固所致的滑胎（防治习惯性流产和先兆性流产），属适应证与诊断不符	2 - 1	*	

第三节　遴选药品不适宜典型案例及分析

遴选药品不适宜主要表现在中成药功能主治与中医诊断证候不符或相反，有中医诊断证候但与中成药不匹配。中成药用药不适宜处方的遴选药品不适宜典型案例见表5-2。

表5-2　中成药遴选药品不适宜

案例编号	处方日期	患者	年龄/岁	处方事项	处方点评	问题代码	处方医生	医师确认
1	*	*	*	诊断：便秘（热秘）。药物：四磨汤口服液	四磨汤口服液主要用于气秘型便秘，属遴选药品不适宜	2-2	*	
2	*	*	28	诊断：腹痛查因（便秘?）、便秘（肠燥津亏）。药物：四磨汤口服液	四磨汤口服液用于气滞型便秘，属遴选药品不适宜	2-2	*	
3	*	*	31	诊断：急性上呼吸道感染、风热感冒、风热犯肺。药物：橘红痰咳液、蓝芩口服液	橘红痰咳液，风热者忌用，属遴选药品不适宜	2-2	*	
4	*	*	5	诊断：感冒（风寒型）。药物：小儿柴桂退热颗粒	小儿柴桂退热颗粒主要用于风热犯肺型感冒，属遴选药品不适宜	2-2	*	
5	*	*	12	诊断：感冒（风寒型）。药物：保济丸	保济丸主要用于暑湿积滞型感冒，属遴选药品不适宜	2-2	*	
6	*	*	4	诊断：急性上呼吸道感染、咳嗽（痰湿）。药物：肺力咳合剂	肺力咳合剂主要用于风热型咳嗽，属遴选药品不适宜	2-2	*	
7	*	*	83	诊断：支气管炎、咽炎、结膜炎、咳嗽（风寒型）。药物：蛇胆陈皮口服液、复方双花片	（1）复方双花片用于风热侵咽型外感，属遴选药品不适宜。（2）复方双花片与蛇胆陈皮口服液功能主治相反，属联合用药不适宜	2-2, 2-6	*	

续表 5 - 2

案例编号	处方日期	患者	年龄／岁	处方事项	处方点评	问题代码	处方医生	医师确认
8	*	*	36	诊断：急性上呼吸道感染（风寒夹湿）。药物：感咳双清胶囊	感咳双清胶囊主要用于风热犯肺型急性上呼吸道感染，属遴选药品不适宜	2-2	*	
9	*	*	7	诊断：过敏性咳嗽、咳嗽（风邪袭表）、喉痹（风热型）。药物：寒喘祖帕颗粒（用法：3 g po tid），开喉剑喷雾剂（儿童型）	（1）寒喘祖帕颗粒主要用于咳嗽（风寒袭表），属遴选药品不适宜。 （2）寒喘祖帕颗粒与开喉剑喷雾剂功能主治相反，属联合用药不适宜	2-2, 2-6	*	
10	*	*	57	诊断：……痔疮（气滞血瘀）。药物：化痔栓	化痔栓用于大肠湿热所致的内外痔、混合痔疮，属遴选药品不适宜	2-2	*	
11	*	*	69	诊断：咳嗽（痰湿）、腰痛（肾虚）。药物：急支糖浆、苁蓉益肾颗粒	（1）急支糖浆主要用于外感风热所致的咳嗽，属遴选药品不适宜。 （2）"肾虚"诊断书写不全	2-2, 1-10	*	
12	*	*	5	诊断：急性支气管炎、咳嗽病（风热证）。药物：九味羌活颗粒	九味羌活颗粒用于外感风寒挟湿所致的感冒	2-2	*	
13	*	*	28	诊断：阴道炎、阴痒（湿热淤滞）。药物：利夫康洗剂	利夫康洗剂主要用于湿热下注所致的带下量多、阴痒，不用于淤证	2-2	*	
14	*	*	55	诊断：腹痛查因（急性胃炎？）、胃痛（脾虚气滞）、便秘（气秘）。药物：麻仁软胶囊、香砂养胃丸	麻仁软胶囊主要用于便秘（热秘）	2-2	*	
15	*	*	12	诊断：上呼吸道感染（风热型感冒）。药物：连花清瘟颗粒、蛇胆陈皮口服液	蛇胆陈皮口服液用于风寒咳嗽、痰多呃逆	2-2	*	
16	*	*	4	诊断：咳嗽（风寒束肺）。药物：小儿消积止咳颗粒、蛇胆陈皮口服液	（1）小儿消积止咳颗粒用于风热犯肺型咳嗽。 （2）小儿消积止咳颗粒与蛇胆陈皮口服液功能主治相左，属联合用药不适宜	2-2, 2-6	*	

续表 5 - 2

案例编号	处方日期	患者	年龄/岁	处方事项	处方点评	问题代码	处方医生	医师确认
17	*	*	51	诊断：感冒（外邪束表）、眼干燥症。药物：小柴胡颗粒、蓝芩口服液、玻璃酸钠滴眼液	蓝芩口服液用于风热侵咽型喉痹，属遴选药品不适宜	2 - 2	*	
18	*	*	58	诊断：2 型糖尿病、感冒（犯邪少阳）、睡眠障碍、骨质疏松。药物：强力枇杷露、小柴胡颗粒	强力枇杷露养阴敛肺、止咳祛痰，用于支气管炎咳嗽，属遴选药品不适宜	2 - 2	*	
19	*	*	26	诊断：急性支气管炎、过敏性鼻炎、咳嗽病（肺燥证）。药物：苏黄止咳胶囊	苏黄止咳胶囊主要用于咳嗽（风寒袭表），属遴选药品不适宜	2 - 2	*	
20	*	*	2.4	诊断：上呼吸道感染（风寒型感冒）。药物：小儿柴桂退热颗粒	小儿柴桂退热颗粒用于风热犯肺型感冒，属遴选药品不适宜	2 - 2	*	
21	*	*	44	诊断：急性上呼吸道感染、慢性咽炎、暑湿感冒。药物：咽立爽口含滴丸、藿香正气丸、肺力咳合剂	咽立爽口含滴丸用于风热侵咽型喉痹，肺力咳合剂用于风热犯肺型咳嗽，属遴选药品不适宜	2 - 2	*	

第四节　联合用药不适宜典型案例及分析

联合用药不适宜指 2 种及以上中成药同时或短时间内用于同一病证、证候，但中成药功能主治相左，寒热错杂病证不包含在内。中成药联合用药不适宜典型案例见表 5 - 3。

表5-3　中成药联合用药不适宜

案例编号	处方日期	患者	年龄/岁	处方事项	处方点评	问题代码	处方医师	医师确认
1	*	*	52	诊断：咳嗽（肺阴虚），放疗后咽喉炎、喉痹（阴虚痰郁）。药物：金嗓散结胶囊、蛇胆陈皮口服液	蛇胆陈皮口服液与金嗓散结胶囊功能主治相左，属联合用药不适宜	2-6	*	
2	*	*	*	诊断：上呼吸道感染、慢性湿疹。药物：板蓝根颗粒、九味羌活颗粒、地奈德乳膏、罗红霉素胶囊、肺力咳合剂	板蓝根颗粒、肺力咳合剂与九味羌活颗粒联合用药不适宜	2-6	*	
3	*	*	*	药物：众生丸、蓝芩口服液、橘红痰咳液	橘红痰咳液与众生丸、蓝芩口服液联合用药不适宜	2-6	*	
4	*	*	*	诊断：急性喘息性支气管炎。药物：寒喘祖帕颗粒、复方鱼腥草颗粒	寒喘祖帕颗粒与复方鱼腥草颗粒功能主治相左，属联合用药不适宜	2-6	*	
5	*	*	*	诊断：急性上呼吸道感染。药物：九味羌活颗粒、蓝芩口服液	九味羌活颗粒与蓝芩口服液功能主治相左，属联合用药不适宜	2-6	*	
6	*	*	*	诊断：急性支气管炎、喉痹。药物：蛇胆陈皮口服液、复方双花片、抗病毒口服液	蛇胆陈皮口服液与复方双花片、抗病毒口服液联合用药不适宜	2-6	*	
7	*	*	6	诊断：急性上呼吸道感染。药物：蛇胆陈皮口服液、清开灵颗粒	蛇胆陈皮口服液与清开灵颗粒药物功能主治相左	2-6	*	
8	*	*	*	诊断：皮脂腺囊肿伴感染、急性咽喉炎。药物：银黄含化片、橘红痰咳液	橘红痰咳液与银黄含化片联合用药不适宜	2-6	*	
9	*	*	*	诊断：急性咽喉炎、阴道炎。药物：蛇胆陈皮口服液、复方鱼腥草颗粒、洁尔阴洗液	蛇胆陈皮口服液与复方鱼腥草颗粒联合用药不适宜	2-6	*	
10	*	*	*	药物：蓝芩口服液、蛇胆陈皮口服液	蛇胆陈皮口服液与蓝芩口服液联合用药不适宜	2-6	*	

续表 5-3

案例编号	处方日期	患者	年龄/岁	处方事项	处方点评	问题代码	处方医师	医师确认
11	*	*	*	药物:九味羌活颗粒、咽立爽口含滴丸	九味羌活颗粒与咽立爽口含滴丸联合用药不适宜	2-6	*	
12	*	*	*	药物:橘红痰咳液、复方鱼腥草颗粒	橘红痰咳液与复方鱼腥草颗粒联合用药不适宜	2-6	*	
13	*	*	*	药物:橘红痰咳液、咽立爽口含滴丸	橘红痰咳液与咽立爽口含滴丸联合用药不适宜	2-6	*	
14	*	*	*	药物:清开灵颗粒、橘红痰咳液	橘红痰咳液与清开灵颗粒联合用药不适宜	2-6	*	
15	*	*	*	药物:复方双花片、橘红痰咳液	橘红痰咳液与复方双花片联合用药不适宜	2-6	*	
16	*	*	*	诊断:急性咽喉炎、鼻炎。药物:寒喘祖帕颗粒、咽立爽口含滴丸	寒喘祖帕颗粒与咽立爽口含滴丸功能主治相左,属联合用药不适宜	2-6	*	
17	*	*	*	诊断:扁桃体炎。药物:蓝芩口服液、小儿柴桂退热颗粒、复方双花片	小儿柴桂退热颗粒与蓝芩口服液、复方双花片联合用药不适宜	2-6	*	

第五节　重复给药典型案例及分析

　　重复给药指 2 种及以上中成药同时或短时间内用于同一病证、证候,但药物功能主治类似。深圳市黄贝岭社区健康服务中心于 2018 年 8 月达成的共识与北京地区达成的共识基本一致,将该共识应用于中成药处方分析点评已取得良好成效。中成药的重复给药典型案例见表 5-4。

表5-4 中成药重复给药

案例编号	处方日期	患者	年龄/岁	处方事项	处方点评	问题代码	处方医师	医师确认
1	*	*	9	药物：肺力咳合剂、复方鱼腥草颗粒、开喉剑喷雾剂（儿童型）	肺力咳合剂、复方鱼腥草颗粒、开喉剑喷雾剂（儿童型），3种中成药作用机制类似，属重复给药	2-7	*	
2	*	*	*	诊断：急性咽喉炎。药物：肺力咳合剂、开喉剑喷雾剂（儿童型）、抗病毒口服液	肺力咳合剂、开喉剑喷雾剂（儿童型）、抗病毒口服液3种中成药作用机制类似，属重复给药	2-7	*	
3	*	*	*	药物：开喉剑喷雾剂、清开灵颗粒、肺力咳合剂	肺力咳合剂、开喉剑喷雾剂、清开灵颗粒3种中成药作用机制类似，属重复给药	2-7	*	
4	*	*	*	诊断：扁桃体炎。药物：清开灵颗粒、复方鱼腥草颗粒、肺力咳合剂	肺力咳合剂、清开灵颗粒、复方鱼腥草颗粒3种中成药作用机制类似，属重复给药	2-7	*	
5	*	*	31	诊断：……急性咽喉炎、感冒病（风热证）。药物：银芩胶囊、咽立爽口含滴丸、肺力咳合剂	肺力咳合剂、银芩胶囊、咽立爽口含滴丸3种中成药功能主治类似，属重复给药	2-7	*	
6	*	*	*	药物：蓝芩口服液、裸花紫珠片、肺力咳合剂	蓝芩口服液、裸花紫珠片、肺力咳合剂3种中成药作用机制类似，属重复给药	2-7	*	
7	*	*	*	药物：蓝芩口服液、开喉剑喷雾剂、肺力咳合剂	蓝芩口服液、开喉剑喷雾剂、肺力咳合剂3种中成药作用机制类似，属重复给药	2-7	*	
8	*	*	18	诊断：口腔溃疡、口疮病、热毒内蕴。药物：双料喉风散、抗病毒口服液、蓝芩口服液	蓝芩口服液、双料喉风散、抗病毒口服液3种中成药功能主治类似，属重复给药	2-7	*	

续表 5 - 4

案例编号	处方日期	患者	年龄/岁	处方事项	处方点评	问题代码	处方医师	医师确认
9	*	*	23	药物：蓝芩口服液、金喉健喷雾剂、六神丸	蓝芩口服液、金喉健喷雾剂、六神丸 3 种中成药作用机制类似，属重复给药	2 - 7	*	
10	*	*	29	药物：急支糖浆、六神丸、清开灵颗粒	清开灵颗粒、急支糖浆、六神丸 3 种中成药作用机制类似，属重复给药	2 - 7	*	

第六节 社区健康服务中心常见中成药分类

深圳市黄贝岭社区健康服务中心的处方质量控制每月常规处方分析点评与反馈，还包括针对不合理现象集中的问题用精练的文字归纳总结，并下发供医生、药师参考使用，如 PPI 预防使用、氯吡格雷与他汀类药物的使用、维生素类使用总结、阿司匹林一级预防与二级预防、幽门螺杆菌感染处理等，处方质控更有全员参与，如药师总结常用中成药的组方、功能主治等，中医师提供社区健康服务中心常用中成药与中医诊断证候。

1. 内科（肺系病证）

咳嗽（风寒袭表）：蛇胆陈皮口服液、寒喘祖帕颗粒、苏黄止咳胶囊。

咳嗽（风热犯肺）：急支糖浆。

咳嗽（风燥伤肺）：强力枇杷露。

咳嗽（痰湿蕴肺）：橘红痰咳液。

感冒（暑湿感冒）：藿香正气丸。

感冒（风热袭表）：抗病毒口服液。

感冒（风热犯肺）：感咳双清胶囊、抗病毒口服液、清开灵颗粒。

感冒（风寒夹湿）：九味羌活颗粒。

感冒（外寒内热）：防风通圣颗粒。

感冒（邪犯少阳）：小柴胡颗粒。

汗证——自汗（肺气虚弱）：玉屏风颗粒。

2. 内科（心、脑系病证）

胸痹（气滞血瘀）：复方丹参片、复方丹参滴丸、脑心清片、银杏叶滴丸、通心络胶囊、血塞通片、血塞通软胶囊、复方血栓通胶囊、速效救心丸。

胸痹（寒凝血瘀）：麝香保心丸。

胸痹（气虚血瘀）：灯盏生脉胶囊、稳心颗粒、参松养心胶囊。

3. 内科（脾胃病证）

胃痛（肝郁脾虚）：气滞胃痛颗粒。

胃痛（脾虚气滞）：胃苏颗粒、香砂养胃片。

痞满（脾胃虚弱）：肠泰合剂、补中益气颗粒。

痞满（饮食积滞）：保和丸。

厌食（脾失健运）：启脾口服液。

腹泻（脾虚）/便秘（气秘）：四磨汤。

腹泻（大肠湿热）：香连片。

4. 内科（肝胆、肾系病证）

黄疸（湿热蕴结）：茵栀黄颗粒。

水肿（脾虚湿困）：尿毒清颗粒。

腰痛（肾气虚）：百令胶囊、金水宝胶囊。

腰痛（肝肾亏虚）：仙灵骨葆胶囊。

腰痛（肾阳虚）：右归胶囊。

腰痛（肾阴虚）：六味地黄软胶囊、知柏地黄丸。

5. 内科（气血津液、肢体经络病证）

不寐（肝气郁结）：丹栀逍遥胶囊。

淋病（热淋）：热淋清颗粒、复方金钱草颗粒。

痹病（尪痹）：骨疏康颗粒。

痹病（痛痹）：斧标正红花油。

不寐（心肾不交）：乌灵胶囊。

不寐（心脾两虚）：甜梦口服液。

6. 外科

血栓性浅静脉炎（脉络瘀阻）：迈之灵片。

乳癖（肝郁痰凝）：乳癖消颗粒。

乳癖（瘀血阻络）：小金胶囊。

风瘙痒（血虚风燥）：湿毒清胶囊。

瘾疹（血虚风燥）：润燥止痒胶囊。

外痔（湿热下注）：裸花紫珠片、马应龙麝香痔疮膏。

烧伤（火毒伤津）：湿润烧伤膏。

7. 骨科

胸部挫伤（瘀滞证）：复方伤痛胶囊。

腰部扭伤（瘀血阻络）：麝香跌打风湿膏、通络骨质宁膏、跌打镇痛膏、狗皮膏、消痛贴膏、雪山金罗汉止痛涂膜剂。

8. 妇科

月经不调——经期延长（瘀血证）：益母草软胶囊。

月经不调——月经过少（气血两虚）：八珍益母胶囊、培坤丸。

月经不调——月经过多（阴虚血热）：葆宫止血颗粒。

闭经（气滞血瘀）：血府逐瘀胶囊。

痛经（气滞血瘀）：经舒颗粒、元胡止痛滴丸。

带下（湿热下注）：妇炎康片、妇科千金胶囊、保妇康栓、三味清热止痒洗剂、利夫康洗剂、洁尔阴洗液。

产后恶露不绝（气虚血瘀）：产复康颗粒。

9. 儿科

感冒（风热犯肺）：小儿柴桂退热颗粒。

咳嗽（风热犯肺）：肺力咳合剂、小儿消积止咳口服液。

喉痹（风热侵咽）：开喉剑喷雾剂。

积滞（乳食内积）：小儿七星茶口服液。

厌食（肝肾虚弱）：智杞颗粒。

厌食（脾肾虚弱）：杞枣口服液。

10. 五官科

耳鸣（肝火上扰）：龙胆泻肝胶囊。

鼻渊（肺经风热）：通窍鼻炎颗粒、鼻渊通窍颗粒。

喉痹（风热侵咽）：咽立爽口含滴丸、黄氏响声丸、蓝芩口服液、比拜克胶囊、复方双花片、银黄含化片、金嗓散结胶囊、双黄连口服液、金喉健喷雾剂、喉风散。

暴风客热（风热并重）：冰珍清目滴眼液。

第六章　应用 Parote 图分析法提升区域社区健康服务中心处方质量

第一节　门诊处方质控概述

从 2018 年 8 月开始，深圳市黄贝岭社区健康服务中心系统性地对处方进行质控。按《处方管理办法》和《医院处方点评管理规范（试行）》（2010）要求，以药品说明书、相关诊疗指南、《中国国家处方集》等为依据，结合《Beers 标准》《STOPP/START 标准》《中国老年人潜在不适当用药判断标准（2017 年版）》等，判定处方用药合理性。不规范处方、用药不适宜处方率经整改后较整改前有大幅下降，存在显著性差异。相关总结（如《深圳某社区健康服务中心不合理处方点评实践》《从社区门诊抗菌药物经验治疗看指导原则的现实意义》）已以论文形式发表。2020 年 7 月，由黄贝岭社区健康服务中心牵头，其与黄贝岭区域内其他 3 家社区健康服务中心统一进行质控，遵循整改、提高、持续改进的规律，经过 6 个月的质控，其他 3 家社区健康服务中心的处方质量得到了明显提升。

每月提交反馈报告的同时，积极主动与医生沟通。每次的处方阶段性分析总结列出下阶段的关注重点；针对本阶段重点多发问题，做出简明扼要的专题报告和建议。经过质控，在以下方面提升明显：

（1）用于支气管痉挛所致呼吸困难的支气管扩张药物（如丙卡特罗、克伦特罗）、缓解感冒症状的非甾体解热镇痛药（布洛芬－对乙酰氨基酚、对乙酰氨基酚－对乙酰氨基酚）、第一代抗组胺药（如氯苯那敏、曲普利啶、异丙嗪、酮替芬）、收缩鼻黏膜血管药（如麻黄碱、伪麻黄碱）、中枢性镇咳药（如右美沙芬、可待因、那可丁、喷托维林、阿片粉）、祛痰药（愈创甘油醚、愈创木酚磺酸钾、氨溴索、桃金娘油、羧甲司坦）在复方制剂－复方制剂、复方制剂－单方制剂中重复给药的情况得到控制。

（2）慢性病药物治疗规范性和用药不足得到重视。

（3）老年人肝、肾功能不全和疾病状态下的药物相互作用受到关注。

（4）咽炎及扁桃体炎等上呼吸道感染不首选第三代头孢菌素、喹诺酮类药物不用于预防外伤感染等抗菌药物合规使用的概念深入到日常处方行为中。

（5）幽门螺杆菌感染相关疾病规范治疗。

（6）中成药对应相符的中医诊断证候、3 种及以上的功能主治类似的中成药同时使用和药性相反的中成药联合使用杜绝，寒热错杂处方大比例下降。

（7）药师主动通过提供用药交代规避药物相互作用和不良反应。通过 2 年的质控，黄贝岭社区健康服务中心取得了粗略成效，深感只有领导重视、药师重视、医生重视，质控工作才能持续改善。

第二节　应用 Parote 图分析法提升区域社区健康服务中心处方质量

Pareto 图分析法又称主次分析法，可帮助研究者较快地发现影响结果的主要因素、次要因素、一般因素。Pareto 图分析法应用于不合理处方的点评分析，可直接、客观地找到影响处方质量的各种因素，确定重点整改项目，提升处方质量，为促进合理用药发挥作用。

一、方法

按照《医院处方点评管理规范（试行）》建议的取样方法，从黄贝岭区域 4 家社康2021 年 5—10 月每位医生每个月的处方中随机抽取 30 张处方（确保最小规模社康每月处方量大于 100 张），共 4 290 张处方作为点评处方，进行人工分析点评，填写《不合理处方点评与反馈表》，对不合理用药处方进行记录，依不合理处方的构成类别进行汇总。

根据各类不合理处方构成类别数计算构成比和累计构成比，按从最高到最低进行降序排列，即可绘制 Pareto 图并进行分析。用 Excel 2010 绘制图表，以不合理处方问题类别的问题代码为横坐标，以不合理处方数为纵坐标，制作直方图；以不合理处方问题类别问题代码为横坐标，以累计构成比为纵坐标，制作折线图；以横坐标为基准，将直方图与折线图拼凑在一起，即得 Pareto 图。累计构成比从高到低排序后，<80% 的因素为主要影响因素，累计构成比为 80%～90% 的因素为次要因素，累计构成比为 90%～100% 的因素为一般因素。

二、结果

（1）308 张不合理处方类型分布。本次研究共发现不合理处方 308 张，不合理处方率 7.18%。本区域社康不合理处方存在的主要问题有适应证不适宜，用法、用量不适宜和开具处方临床诊断书写不全或不规范，这 3 种不合理处方类型累计占比 77.60%；无指征使用抗菌药物累计占比 86.04%，具体见表 6-1。

表 6 – 1　308 张不合理处方类型分布

问题代码	不合理处方类型	不合理处方/张	构成比	累计构成比
2 – 1	用药不适宜处方——适应证不适宜	130	42.21%	42.21%
2 – 5	用药不适宜处方——用法、用量不适宜	71	23.05%	65.26%
1 – 10	不规范处方——开具处方临床诊断书写不全或不规范	38	12.34%	77.60%
1 – 14	不规范处方——无指征使用抗菌药物	26	8.44%	86.04%
2 – 7	用药不适宜处方——重复给药	21	6.82%	92.86%
2 – 2	用药不适宜处方——遴选的药品不适宜	6	1.95%	94.81%
1 – 12	不规范处方——门诊处方超过 7 日用量	6	1.95%	96.75%
2 – 3	用药不适宜处方——药品剂型或给药途径不适宜	4	1.30%	98.05%
2 – 6	用药不适宜处方——联合用药不适宜	4	1.30%	99.35%
2 – 8	用药不适宜处方——有配伍禁忌或不良相互作用	2	0.65%	100.00%

（2）Pareto 图分析。Pareto 图分析显示，适应证不适宜、用法与用量不适宜、开具处方临床诊断书写不全或不规范的累计构成比为 77.60%，是影响结果的主要因素；无指征使用抗菌药物的累计构成比为 86.04%，是不可忽视的次要因素；重复给药、遴选的药品不适宜、门诊处方超过 7 日用量、药品剂型或给药途径不适宜、联合用药不适宜、有配伍禁忌或不良的相互作用的累计构成比为 90%～100%，是影响结果的一般因素。图 6 – 1 为不合理用药 Pareto 图。

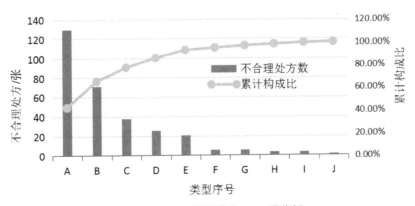

图 6 – 1　不合理用药 Pareto 图分析

三、应用 Pareto 图分析法对不合理处方问题进行重点关注

本次研究结果显示，本区域 4 家社康门诊处方中，其适应证不适宜、用法与用量不适宜、开具处方临床诊断书写不全或不规范是 Pareto 图分析中的主要因素，是下一步整改的重点。无指征使用抗菌药物、抗菌药物使用与《抗菌药物临床应用指导原则（2015 年版）》要求不符是次要因素，也是不可忽视的因素。重复给药、遴选的药品不适宜等因素属于一般因素。不合理处方数排名第一的适应证不适宜与排名第三的开具处方临床诊断书写不全或不规范属于较易整改的类型，有方向性的整改可较快地取得成效。同时，由于问题类型属于变量因素，在下一次分析中出现的高低频率有可能发生改变，因此在处方质控上需要持续努力。

第七章　家庭病床药物治疗评估

第一节　社区家庭病床基本情况

国家近年来积极推行新医改，采取措施落实分级诊疗制度，家庭病床作为分级诊疗制度的关键一环，能减轻医院住院压力，降低费用支出，在全国尤其是深圳市已如火如荼地开展。黄贝岭社区健康服务中心作为先行者，近年来率先在社区开展家庭病床服务，取得了一定的经验和成绩。

家庭病床主要针对慢性共病。2021年2月19日，深圳市发布了《深圳市家庭病床管理办法（试行）》，其规定只要符合13种情形之一即可以申请家庭病床服务，纳入医保。黄贝岭社区健康服务中心通过多年工作实践，在建床前进行风险评估、基本生活活动能力量化评估。

慢性共病患者的综合管理应该包含药物治疗评估，结合美国药学从业者联合委员会药学服务实践流程和欧洲药学联盟（Pharmaceutical Care Network Europe，PCNE）分类系统，分析药物的适宜性、有效性、安全性、依从性，关注用药中出现的相关问题。药物的适宜性，需要考察药物治疗的合理性、有无过度治疗、是否有不必要的重复用药和用药不足等，通过相关诊疗指南、标准来评估。药物治疗的有效性通过考查相关的指标（如血压、血脂、糖化血红蛋白、心率、血小板等）和观察体征、症状、生活能力的改善来评估。药物治疗无效，可能是药物耐受、用法不当、相对用量不足或低、给药时间间隔长、被诱导代谢、持续时间短等。药物效应超过预期，可能是药物相对用量过高、给药时间间隔短、代谢被抑制、持续时间长、滴速太快。药物安全性通过可预判的药物不良反应或潜在不适当用药、关注药物本身的特性、药物之间是否存在有临床意义的相互作用、药物和疾病之间是否存在有临床意义的禁忌、相关指南标准中是否有涉及来评估。慢性疾病需要多年的治疗可能才看到效果，患者的依从性就显得很重要，切实可行的用药说明影响药物的依从性，尤其针对高血压、糖尿病、慢性阻塞性肺病等人群。

参考《中国防治慢性病中长期规划（2017—2025年）》列出的慢性病（如心脑血管疾病、癌症、慢性呼吸道疾病、糖尿病、口腔疾病及内分泌、肾脏、骨骼、神经系统等疾病）和家庭病床病程记录中载明的12种具体疾病，黄贝岭社区健康服务中心将家庭病床纳入药物治疗评估，共评估 73 位患者，平均年龄 79 岁（47～102 岁），其中，高血压 55 例（75.3%）、糖尿病 31 例（42.5%）、脑梗死 36 例（49.3%）、冠心病 18 例（24.7%）、心力衰竭 18 例（24.7%）、CKD 3 期以上（含 CKD T）31 例（42.5%）、慢性阻塞性肺病 9 例（12.3%）、重度骨质疏松症 21 例（28.8%）、严重关节炎 13 例（28.8%）、帕金森综合征 7 例（9.6%）、痴呆/认知障碍 6 例（8.2%）、恶性肿瘤 5 例（6.9%）；合并 2 种慢性疾病 16 例（21.9%）、合并 3 种 18 例（24.7%）、合并 4 种 18 例（24.7%）、合并 5 种 13 例（17.8%）、合并 6 种 10 例（13.7%）、合并 7 种 2 例（2.7%）。

第二节　1 例典型老年共病患者多重用药分析

1. 病例资料

张××，女，86 岁，基本生活活动能力量化评估得分 30 分，重度依赖他人照护。

2. 病史及用药史

2001 年，患者被发现血压、血糖升高，最高血压达 180/75 mmHg，当时无头晕、头痛，无口干、多尿，无视物模糊，无腹痛、腹泻，具体用药不详，诉血糖、血压控制尚可。

2007 年，因突发右侧肢体无力住院，被诊断为脑梗死，具体治疗不详，遗留右侧肢体无力。出院后多次建床予家庭巡诊。

2019 年 11 月，被诊断为冠心病、心绞痛，接受单硝酸异山梨酯扩冠、琥珀酸美托洛尔缓释片降低心肌耗氧量、曲美他嗪营养心肌对症治疗。

2020 年 3 月 31 日，因冠心病、不稳定型心绞痛住院，接受心电监护、吸氧、抗血小板聚集、调脂、护胃、降压、扩冠等治疗，病情好转出院。

目前，患者右侧肢体僵硬、无力、麻木、不能活动，伴记忆力下降，无失语，无口齿不清，无吞咽困难，无呛食、呛水，无头晕、头痛，无恶心、呕吐，无胸闷，无发热，生活不能自理，精神易疲，食欲缺乏，大便正常，小便偶失禁。目前予硝苯地平控释片、氯沙坦钾片降血压，血压波动于（120～147）/（56～76）mmHg；予二甲双胍、阿卡波糖片、甘精胰岛素降糖治疗，空腹血糖为 4.9～5.9 mmol/L，餐后 2 小时血糖为 8.7～10.7 mmol/L，睡前血糖为 6.5～7.1 mmol/L。

3. 近期检查与检验

心率 58 次/分，呼吸 18 次/分，血压 139/74 mmHg，体重 55 kg。

2021 年 5 月 14 日，尿常规：WBC（－），PRO（±），GLU（＋），BLD（－）；尿微量白蛋白 273.1 mg/L，尿肌酐 4 905 μmol/L；空腹血糖 4.6 mmol/L，糖化血红蛋白 7.5%。

肾功能：尿素 9.8 μmol/L，肌酐 120 μmol/L，尿酸 601 μmol/L，GFR 35.4 mL/min。肝功能：总胆红素 5.1 μmol/L，ALT 16 U/L，AST 19 U/L。血脂：CHO 4.9 mmol/L，TG 1.94 mmol/L，LDL-C 2.82 mmol/L，HDL-C 1.13 mmol/L（经计算 Ccr 为 25.8 mL/min，属重度肾功能受损）。

心电图：窦性心动过缓。

彩超：脂肪肝、脾脏、胰腺未见明显异常，右肾结石 4 mm×3 mm，左肾未见明显异常，双侧输尿管未见明显扩张。

4. 建床诊断

①高血压 3 级很高危组；②2 型糖尿病、糖尿病周围神经病变、糖尿病周围血管病变、CKD 3 期；③冠心病，心功能 Ⅱ 级；④脑梗死后遗症；⑤重度骨质疏松症；⑥双侧颈总动脉多发斑块形成；⑦甲状腺多发结节；⑧轻度脂肪肝；⑨胆囊结石；⑩右肾结石；⑪骨关节退变；⑫高尿酸血症。

5. 药物治疗信息

甘精胰岛素（14 IU ih qn），硝苯地平控释片（30 mg qd），氯沙坦钾片（50 mg qd），琥珀酸美托洛尔缓释片（23.75 mg qd），阿卡波糖片（50 mg tid，餐中嚼服），二甲双胍片（0.5 g tid，餐后），阿司匹林肠溶片（0.1 g qd），非布司他片（20 mg qd）。

一、药物适宜性评估

药物适宜性评估主要评估药物使用的合理性，通过相关诊疗指南与共识进行。

患者为 86 岁老人，基本生活活动能力量化评估得分 30 分，重度依赖他人照护，身患高血压 3 级（很高危组）、2 型糖尿病、糖尿病肾病（CKD 3 期）、冠心病（心功能 Ⅱ 级）、脑梗死后遗症及重度骨质疏松症 6 种慢性病。高血压、2 型糖尿病、冠心病、脑卒中等心脑血管疾病相互影响，药物治疗主要以缓解患者症状为主，治疗评估主要参考《中国高血压防治指南（2018 年修订版）》《中国 2 型糖尿病防治指南（2017 年版）》《中国成人血脂异常防治指南（2016 年修订版）》《中国心力衰竭诊断与治疗指南 2018》《中国缺血性脑卒中和短暂性脑缺血发作二级预防指南 2014》《中国老年骨质疏松症诊疗指南（2018）》《高血压合理用药指南（第 2 版）》《冠心病合理用药指南（第 2 版）》等。

1. 高血压合并糖尿病

高血压合并糖尿病的药物治疗见表 7-1。

表 7-1 高血压合并糖尿病的推荐药物

推荐建议	推荐等级	证据级别
ACEI 和 ARB 可用于高血压合并糖尿病的患者	Ⅰ	A
ARB 可以用于糖尿病伴微量白蛋白尿的患者	Ⅰ	A
ACEI 和 ARB 可用于临床蛋白尿 CKD 的患者	Ⅱa	A
糖尿病患者使用 ACEI 或 ARB 后血压仍大于 140/90 mmHg，可联合 CCB 或利尿药	Ⅱa	B

续表 7－1

推荐建议	推荐等级	证据级别
α 受体拮抗剂可以用于高血压合并糖尿病血压控制不理想的患者	Ⅱb	C
伴静息心率 >80 次/分的患者可选用高选择性 β1 受体拮抗剂或 α、β 受体阻滞剂	Ⅱa	C
存在反复低血糖发作的患者应慎用 β 受体阻滞剂	Ⅱa	C

2. 高血压合并脑卒中

高血压合并脑卒中的药物治疗见表 7－2。

表 7－2　高血压合并脑卒中的推荐药物

推荐建议	推荐等级	证据级别
预防卒中复发首选利尿药、ACEI 或两者联合	Ⅰ	B
ARB 或 CCB 对脑卒中的二级预防可能有益	Ⅱa	B
β 受体阻滞剂与安慰剂相比可以降低脑卒中风险，但与活性药物相比会增加脑卒中风险，不推荐作为卒中一级和二级预防的初始选择	Ⅱb	A

50 多年来，以心脑血管并发症为主要研究目标的关于降压药物治疗的多中心、随机、对照临床试验为高血压管理提供了理论基础。《中国缺血性脑卒中和短暂性脑缺血发作二级预防指南 2014》指出，缺血性脑卒中和短暂性脑缺血发作 （transient ischemic attack，TIA） 是最常见的脑血管病类型。在我国脑卒中亚型中，近 70% 的患者为缺血性脑卒中。我国缺血性脑卒中年复发率高达 17.7%。因此，有效的二级预防是降低复发率、致残率和死亡率的重要手段。

脑血管病的危险因素包括可预防的和不可预防的两类，应积极控制可预防的危险因素，减少脑血管病的发生或复发。

（1）高血压。高血压是脑卒中和 TIA 最重要的危险因素。降压药物种类和剂量的选择及降压目标值应个体化。由颅内大动脉粥样硬化性狭窄 （狭窄率 70%～99%） 导致的缺血性脑卒中或 TIA 患者，推荐收缩压降至 140 mmHg 以下，舒张压降至 90 mmHg 以下。由低血流动力学原因导致的脑卒中或 TIA 患者，应权衡降压速度与幅度对患者耐受性及血流动力学的影响，不能过度降压。

（2）脂代谢异常。胆固醇水平是导致缺血性脑卒中或 TIA 复发的重要因素。降低胆固醇水平可以减少缺血性脑卒中或 TIA 的发生、复发，以及其导致的死亡。动脉粥样硬化源性缺血性脑卒中或 TIA 患者的他汀类药物治疗获益明确，因此，无论患者是否伴有冠状动脉粥样硬化性心脏病等其他类型的 ASCVD，也无论其 LDL-C 的基线高低，原则上均需要在生活方式干预的基础上，根据患者的个体情况，启动他汀类药物治疗。

（3）糖代谢异常和糖尿病。糖尿病是缺血性脑卒中患者临床预后不良的重要独立危险因素。

（4）吸烟、睡眠呼吸暂停、高同型半胱氨酸血症等。

预防脑卒中，降压是硬道理。合理使用降压药物，有效降低血压，预防脑卒中发生和再发。目前认为，5 种一线常用降压药物（即利尿剂、CCB、ACEI、ARB 及高选择性 β 受体阻滞剂）均可作为脑卒中一级和二级预防的降压治疗药物，可以单药治疗或联合用药。从指南推荐等级上看，降压治疗在脑卒中一级预防为 Ⅰa 级推荐，5 种降压药物均可应用。脑卒中二级预防优先推荐利尿剂、ACEI，尤其是二者联用，而 β 受体阻滞剂的证据强度较弱。

　　但也须注意到，β 受体阻滞剂对高血压患者脑卒中事件的影响不一。阿替洛尔在降低高龄老年高血压患者心率的同时也增加了中心动脉压和主动脉压力增强指数，从而导致降低脉压的能力较弱，并未显示出脑卒中事件减少。不同的 β 受体阻滞剂对中心动脉压的影响不同，高选择性的 β1 受体阻滞剂及有血管舒张功能的 β 受体阻滞剂甚至会降低中心动脉压。高选择性的 β1 受体阻滞剂（如美托洛尔和比索洛尔）、兼有血管舒张作用的 α1 受体和 β 受体阻滞剂（如拉贝洛尔、阿罗洛尔、卡维地洛等）或有血管舒张作用的高选择性 β1 受体阻滞剂（如奈必洛尔）可作为优先推荐使用。不建议老年高血压和脑卒中患者首选 β 受体阻滞剂，除非有 β 受体阻滞剂使用强适应证（如伴心率过快等）。

3. 高血压合并冠心病

　　高血压合并冠心病的药物治疗见表 7 - 3。

表 7 - 3　高血压合并冠心病的推荐药物

推荐建议	推荐等级	证据级别
高血压合并稳定型心绞痛，β 受体阻滞剂可缓解心绞痛发作，在左收缩功能正常的冠心病患者中长期应用可改善预后	Ⅰ	A
预防冠心病、心室重构，ACEI 和 ARB 均可应用，ACEI 不耐受者推荐使用 ARB	Ⅰ	A
高血压合并 ACS，推荐 β 受体阻滞剂在发病 24 小时内应用，至少应用 3 年以上	Ⅰ	A
高血压合并 ACS，推荐 ACEI 作为降压和改善预后的优先选择	Ⅰ	A
高血压合并 ACS，不能耐受 ACEI 的患者优先选择 ARB 进行降压和改善预后治疗	Ⅰ	B
高血压合并 ACS，利尿药可用于合并心力衰竭的高血压、冠心病患者	Ⅰ	A
β 受体阻滞剂不能缓解的心绞痛，推荐使用 CCB，优先推荐非二氢吡啶类 CCB	Ⅱa	A
不能耐受 β 受体阻滞剂的患者，推荐使用长效硝酸盐类药物缓解心绞痛	Ⅰ	A

　　冠心病治疗药物包括两类：①缓解症状、抗心肌缺血类药物。一线治疗药物包括硝酸异山梨酯片、β 受体阻滞剂、CCB；二线治疗药物包括伊戈布雷定、尼卡地平、曲美他嗪。②预防心肌梗死、改善预后类药物。该类药物包括抗血小板药、他汀类药物、ACEI/ARB、β 受体阻滞剂。

4. 高血压合并心力衰竭

高血压合并心力衰竭的药物治疗见表7-4。

表7-4 高血压合并心力衰竭的推荐药物

推荐建议	推荐等级	证据级别
高血压合并心力衰竭C—D期（射血分数降低性心力衰竭）血压降至130/80 mmHg以下，优先选用：		
ACEI/ARB	I	A
β受体阻滞剂	I	A
醛固酮受体拮抗剂	I	A
利尿药（必要时使用袢利尿药）	I	C
二氢吡啶类CCB（非洛地平、氨氯地平）	Ⅱb	B
非二氢吡啶类CCB（维拉帕米、地尔硫䓬）	Ⅲ	C
高血压合并心力衰竭C—D期（射血分数正常的心力衰竭），血压降至130/80 mmHg以下，优先选用：		
ACEI/ARB	Ⅱa	A
β受体阻滞剂	Ⅱa	B
醛固酮受体拮抗剂	Ⅱb	A
CCB	Ⅱb	C
利尿药	Ⅱb	C

慢性射血分数降低性心力衰竭（heart failure with reduced ejection fraction，HFrEF）治疗目标是改善临床症状和生活质量，预防或逆转心脏重构，减少再住院，降低死亡率。一般性治疗包括去除心力衰竭诱发因素，调整生活方式。药物治疗已转向以使用神经内分泌抑制剂为主。恰当使用利尿剂是心力衰竭药物治疗取得成功的关键和基础。若利尿剂用量不足，会降低对ACEI的反应，增加使用β受体阻滞剂的风险。另外，不恰当地大剂量使用利尿剂会导致血容量不足，增加发生低血压、肾功能不全和电解质紊乱的风险。

（1）有液体潴留证据的心力衰竭患者均应使用利尿剂，首选袢利尿剂，最常用呋塞米，呋塞米的剂量与效应呈线性关系。托拉塞米目前没有发现呋塞米出现的抵抗现象。

（2）所有HFrEF患者均应使用ACEI，除非有禁忌证或不能耐受。不能耐受ACEI的HFrEF患者推荐使用ARB。

（3）病情相对稳定的HFrEF患者均应使用β受体阻滞剂，除非有禁忌证或不能耐受。

（4）左心室射血分数≤35%、使用ACEI/ARB/血管紧张素受体-脑啡肽酶抑制剂（ARNI）（具ARB和脑啡肽酶抑制剂作用，代表药物有沙库巴曲缬沙坦钠）和β受体阻

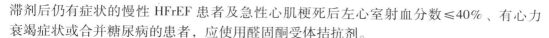

滞剂后仍有症状的慢性 HFrEF 患者及急性心肌梗死后左心室射血分数≤40%、有心力衰竭症状或合并糖尿病的患者，应使用醛固酮受体拮抗剂。

（5）对于 NYHA 心功能 Ⅱ—Ⅲ 级、有症状的 HFrEF 患者，若不能够耐受 ACEI/ARB，推荐以 ARNI 替代 ACEI/ARB，以进一步降低心力衰竭的发病率及死亡率。

（6）左心室射血分数≤35% 的窦性心律患者已使用 ACEI/ARB/ARNI、β 受体阻滞剂、醛固酮受体拮抗剂，β 受体阻滞剂已达到目标剂量或最大耐受剂量，心率仍≥70 次/分及窦性心律，对 β 受体阻滞剂禁忌或不能耐受的 HFrEF 患者，可使用伊伐布雷定。

（7）应用利尿剂、ACEI/ARB/ARNI、β 受体阻滞剂、醛固酮受体拮抗剂后，仍持续有症状的 HFrEF 患者可使用地高辛。

合并心力衰竭的高血压患者，β 受体阻滞剂均应从极小剂量起始，如比索洛尔1.25 mg qd，琥珀酸美托洛尔缓释片 12.5 mg qd，酒石酸美托洛尔片 6.25 mg bid/tid，卡维地洛 3.125 mg bid。若患者能耐受，每隔 2～4 周将剂量加倍，直至心力衰竭治疗所需要的目标剂量或最大耐受剂量。依据患者耐受情况，目标剂量一般以心率为准，心率达到 55 次/分时，最大日剂量为：比索洛尔 10 mg，琥珀酸美托洛尔缓释片 200 mg，酒石酸美托洛尔片 150 mg，卡维地洛 50 mg。若患者同时合并糖耐量异常及代谢综合征，β 受体阻滞剂与利尿剂联用须谨慎。

5. 高血压合并 CKD

高血压合并 CKD 的药物治疗见表 7–5。

表 7–5　高血压合并 CKD 的推荐药物

推荐建议	推荐等级	证据级别
合并糖尿病的 CKD 患者，ACEI 和 ARB 作为优先推荐	Ⅰ	A
高血压合并 CKD 联合用药可优先选择 CCB + ACEI/ARB	Ⅰ	A
高血压合并 CKD 患者的 eGFR > 30 mL/(min · 1.73 m²)，推荐使用 RAS 抑制剂联合利尿药	Ⅱa	B
CKD 患者的尿白蛋白≥30 mg/d 时，血压控制在 130/80 mmHg 以下，ACEI 和 ARB 作为优先推荐	Ⅰ	A
高血压合并 CKD 可使用 α、β 受体阻滞剂	Ⅱa	C
60～79 岁的 CKD 患者优先推荐 CCB，血压未达 140/90 mmHg 以下，能耐受者可使用 CCB + ACEI/ARB	Ⅱa	B
血液透析患者透析前的药物治疗：选用 ACEI、ARB、CCB	Ⅱa	B

（1）CKD 1—3 期高血压患者使用单药血压不能达标时，常采用以 RAS 抑制剂为基础的联合治疗方案。CKD 3—4 期患者须谨慎使用 ACEI 和 ARB，建议初始剂量减半，严密监测血钾、血肌酐水平及 GFR 的变化，及时调整药物剂量和类型。

（2）常规的联合降压药物为 ACEI/ARB + 二氢吡啶类 CCB、ACEI/ARB + 噻嗪类利尿剂或二氢吡啶类 CCB + 噻嗪类利尿剂。多数血压难以控制的患者可采用 ACEI/ARB + 二氢吡啶类 CCB + 噻嗪类利尿剂组成的三药联合方案。

（3）对于难治性高血压，第4种降压药可加用α受体阻滞剂、β受体阻滞剂、中枢性降压药等。

（4）α、β受体阻滞剂双受体阻滞作用对CKD合并高血压患者具有独特的应用价值，可以用于任何分期的CKD合并高血压患者，且不易被透析清除。对CKD 4—5期的高血压患者，常在无肾脏透析保障的条件下应用以CCB为基础的治疗并联合α、β受体阻滞剂。

6. 高血压合并外周动脉粥样硬化

高血压合并外周动脉粥样硬化的药物治疗见表7-6。

表7-6　高血压合并外周动脉粥样硬化的推荐药物

推荐建议	推荐等级	证据级别
高血压伴颈动脉增厚和斑块及冠状动脉斑块推荐推荐使用CCB	I	A
高血压伴颈动脉增厚和斑块推荐使用ACEI	Ⅱb	B
高血压伴颈动脉增厚和斑块及冠状动脉斑块体积变化推荐使用ARB	Ⅱa	B
高血压伴动脉粥样硬化推荐使用β受体阻滞剂	Ⅱb	C
高血压伴动脉粥样硬化推荐使用CCB/ACEI+他汀类药物	I	B

7. 糖尿病

糖尿病的药物治疗见表7-7。

表7-7　糖尿病推荐药物

类型	代表药物	作用机制	降糖效果
双胍类	二甲双胍	通过减少肝脏葡萄糖的输出和改善外周胰岛素抵抗，增加胰岛素敏感性而降低血糖	HbA1c下降0.7%～1.0%
磺酰脲类	格列本脲、格列美脲、格列齐特、格列吡嗪、格列喹酮	通过刺激胰岛β细胞分泌胰岛素，增加体内的胰岛素水平而降低血糖	HbA1c降低1.0%～1.5%（去除安慰剂效应后）。仅对胰岛β细胞尚有一定功能患者有用
噻唑烷二酮类	吡格列酮	通过增加靶细胞对胰岛素作用的敏感性而降低血糖	HbA1c下降0.7%～1.0%（去除安慰剂效应后）
格列奈类	瑞格列奈、那格列奈、米格列奈	非磺脲类促胰岛素分泌剂，主要通过刺激胰岛素的早时相分泌而降低餐后血糖	HbA1c降低0.5%～1.5%。仅对胰岛β细胞尚有一定功能患者有用。促胰岛素分泌作用较磺酰脲类起效快，降餐后血糖也较快

续表 7 - 7

类型	代表药物	作用机制	降糖效果
α - 糖苷酶抑制剂	阿卡波糖、伏格列波糖、米格列醇	通过抑制碳水化合物（非蛋白质、脂肪）在小肠上部的吸收而降低餐后血糖。适用于以碳水化合物为主要食物成分和餐后血糖升高的患者	①在初诊的糖尿病患者中，300 mg/d 阿卡波糖的降糖疗效与 1 500 mg/d 二甲双胍的疗效相当；②在初诊的糖尿病患者中，阿卡波糖的降糖疗效与二肽基肽酶 - 4 抑制剂（维格列汀）相当；③在二甲双胍治疗的基础上，阿卡波糖的降糖疗效与二肽基肽酶 - 4 抑制剂（沙格列汀）相当
二肽基肽酶 - 4 抑制剂	西格列汀、沙格列汀、维格列汀、利格列汀、阿格列汀	通过抑制二肽基肽酶 - 4 而减少 GLP-1 在体内的失活，使内源性 GLP-1 的水平升高。GLP-1 以葡萄糖浓度依赖的方式增强胰岛素分泌，抑制胰高血糖素分泌	（去除安慰剂效应后）可降低 HbA1c 0.4%～0.9%
SGLT-2 抑制剂	达格列净、恩格列净、卡格列净	通过抑制肾脏肾小管中负责从尿液中重吸收葡萄糖的 SGLT-2 降低肾糖阈，促进尿葡萄糖排泄，而达到降低血液循环中葡萄糖水平作用	降低 HbA1c 0.5%～1.0%；减轻体重 1.5～3.5 kg，降低收缩压 3～5 mmHg
GLP-1 受体激动剂	艾塞那肽、利拉鲁肽、利司那肽、贝那鲁肽	通过激动GLP-1受体而发挥降低血糖的作用。GLP-1 受体激动剂以葡萄糖浓度依赖的方式增强胰岛素分泌、抑制胰高血糖素分泌，并能延缓胃排空，通过中枢性的食欲抑制来减少进食量	可有效降低血糖，并有显著降低体重和改善 TG、血压的作用

①生活方式干预是糖尿病治疗的基础，若血糖控制不达标（HbA1c ≥7.0%）则使用药物治疗。②无使用禁忌的情况下，二甲双胍、α - 糖苷酶抑制剂或促胰岛素分泌剂可作为单药治疗的选择，其中二甲双胍是单药治疗的首选和联合用药的基本用药。③在单药治疗疗效欠佳时，可开始二联治疗、三联治疗或胰岛素多次注射。口服四联治疗在《中国 2 型糖尿病防治指南（2020 年版）》没有推荐，但也有证据支持不同作用机制的 4 种药物联合给药。

8. 骨质疏松症

骨质疏松症的药物治疗见表 7-8。

表 7-8 抗骨质疏松药物

类型	推荐药物
低、中度骨折风险者（如年轻的绝经后妇女，骨密度水平较低但无骨折史），除非不能口服或存在相对禁忌证	首选口服具有较广谱抗骨折的药物（如阿仑膦酸钠等）
对口服不能耐受、存在禁忌证、依从性不好及高骨折风险者（如多发椎体骨折或髋部骨折的老年患者、骨密度极低的患者）	考虑使用注射制剂（如唑来膦酸、特立帕肽或地诺单抗等）
仅椎体骨折高风险，而髋部和非椎体骨折风险不高的患者	考虑选用雌激素或选择性雌激素受体调节剂（如他莫昔芬、雷洛昔芬、左美洛昔芬等）
新发骨折伴疼痛的患者	考虑短期使用降钙素
预防/治疗绝经后骨质疏松症	雌激素、雌激素/孕激素治疗、选择性雌激素受体调节剂、甲状旁腺激素、地诺单抗和降钙素
男性骨质疏松症	包括口服和静脉用双膦酸盐与甲状旁腺激素

（1）钙剂：充足的钙摄入对获得理想骨峰值、减缓骨丢失、改善骨矿化和维护骨骼健康均有益。我国居民每日膳食约摄入元素钙 400 mg，故尚须补充元素钙 500 ~ 600 mg/d。钙剂选择须考虑其钙元素含量、安全性和有效性。无机钙（碳酸钙、磷酸钙）需要胃酸溶解。患高钙血症和高钙尿症者应避免使用钙剂。补充钙剂须适量（适量补充钙剂有助于控制血压、有益于心血管疾病患者），超大剂量补充钙剂可能增加肾结石和心血管疾病的风险。目前尚无充分证据表明单纯补钙可以替代其他抗骨质疏松药物治疗。

（2）维生素 D：充足的维生素 D 可增加肠道对钙的吸收、促进骨骼矿化、保持肌力、改善平衡能力和降低跌倒风险。维生素 D 不足可导致继发性甲状旁腺功能亢进，增加骨吸收，从而引起或加重骨质疏松症。同时补充钙剂和维生素 D 可降低骨质疏松性骨折风险。维生素 D 不足还会影响其他抗骨质疏松药物的疗效。在骨质疏松症的药物治疗中，钙剂、维生素 D 作为基础药物，促进骨矿化，应与其他药物联合使用。成人推荐维生素 D 摄入量为 400 U/d；65 岁及以上老年人因缺乏日照，以及因摄入和吸收障碍，造成维生素 D 缺乏，推荐摄入量为 600 U/d；可耐受最高摄入量为 2 000 U/d；维生素 D 用于骨质疏松症防治时，剂量可为 800 ~ 1 200 U/d。对于日光暴露不足和老年人等维生素 D 缺乏的高危人群，建议酌情检测血清 25-羟维生素 D 水平。有研究建议老年人血清 25-羟维生素 D 水平应达到或高于 75 nmol/L，以降低跌倒和骨折风险。临床应用维生素 D 制剂时应注意个体差异和安全性，定期监测血钙和尿钙浓度。不推荐肝肾功能正常的人使用活性维生素 D（阿法骨化醇和骨化三醇）纠正维生素 D 缺乏，不建议 1 年内单次补充较大剂量普通维生素 D。

二、药物治疗有效性分析

药物治疗有效性通过可量化的指标、体征与症状及生活行为的改善来评估分析。例如，高血压监测指标为血压、心率；心绞痛患者须监制胸痛缓解、心绞痛发作频率下降情况；心力衰竭者须监测症状、体征改善情况；糖尿病患者应观察高血糖症状和血糖变化，定期监测空腹血糖、糖化血红蛋白；等等。

不同人群降压目标见表 7 – 9。

表 7 – 9　不同人群降压目标

不同人群	降压目标
一般人群	血压 <140/90 mmHg（部分稳定在 130/80 mmHg）
老年人（65 ~ 79 岁）	血压 <150/90 mmHg（可耐受下降至 140/90 mmHg）
老年人（>80 岁）	血压 <150/90 mmHg（收缩压：140 ~ 150 mmHg）
一般糖尿病患者	血压 <130/80 mmHg，老年伴冠心病则血压 <140/90 mmHg
慢性肾脏病患者	血压 <140/90 mmHg，伴蛋白尿则血压 <130/80 mmHg
冠心病患者	血压 <140/90 mmHg
脑血管病患者	血压 <140/90 mmHg
妊娠高血压患者	血压 <150/100 mmHg
心力衰竭患者	一般血压 <140/90 mmHg，射血分数正常的心力衰竭患者保留则血压 <130/80 mmHg

常用各种降压药的用药注意事项见表 7 – 10。

表 7 – 10　常用的各种降压药用药注意事项

口服降压药物		每日剂量/ mg	每日服药次数	主要不良反应
二氢吡啶类 CCB	硝苯地平缓释片	10 ~ 80	2 ~ 3	踝部水肿、头痛、潮红
	硝苯地平控释片	30 ~ 60	1	
	氨氯地平	2.5 ~ 10	1	
	左旋氨氯地平	1.25 ~ 5	1	
	非洛地平缓释片	2.5 ~ 10	1	
	尼群地平	20 ~ 60	2 ~ 3	
非二氢吡啶类 CCB	维拉帕米	80 ~ 480	3 ~ 4	房室传导阻滞，心功能抑制
	维拉帕米缓释片	120 ~ 240	1	
	地尔硫䓬缓释片	90 ~ 360	1 ~ 2	

续表 7 - 10

口服降压药物		每日剂量/ mg	每日服药次数	主要不良反应
（类）噻嗪类利尿剂	氢氯噻嗪	6.25～25	1	血钾降低，血钠降低，血尿酸升高
	吲达帕胺	0.625～2.5	1	
	吲达帕胺缓释片	1.5	1	
袢利尿剂	呋塞米	20～80	1～2	血钾减低
	托拉塞米	5～10	1	
保钾利尿剂	阿米洛利	5～10	1～2	血钾增高
	氨苯蝶啶	25～100	1～2	
醛固酮受体拮抗剂	螺内酯	20～40	1～3	血钾增高，男性乳房发育
β1受体阻滞剂	比索洛尔	2.5～10	1	支气管痉挛，心功能抑制
	酒石酸美托洛尔片	50～100	2	
	琥珀酸美托洛尔缓释片	47.5～190	1	
α1、β受体阻滞剂	拉贝洛尔	200～600	2	直立性低血压，支气管痉挛
	卡维地洛	12.5～50	2	
	阿罗洛尔	10～20	1～2	
ACEI	卡托普利	25～300	2～3	咳嗽，血钾升高，血管神经性水肿
	依那普利	2.5～40	2	
	贝那普利	5～40	1～2	
	赖诺普利	2.5～40	1	
	福辛普利	10～40	1	
	培哚普利	4～8	1	
ARB	氯沙坦	25～100	1	血钾升高，血管性神经水肿（罕见）
	缬沙坦	80～160	1	
	厄贝沙坦	150～300	1	
	替米沙坦	20～80	1	
	坎地沙坦	4～32	1	
	奥美沙坦	20～40	1	
	阿利沙坦酯	240	1	
α受体阻滞剂	多沙唑嗪	1～16	1	直立性低血压
	哌唑嗪	1～10	2～3	
	特拉唑嗪	1～20	1～2	

续表 7-10

口服降压药物		每日剂量/mg	每日服药次数	主要不良反应
中枢作用药物	利血平	0.05～0.25	1	鼻充血，抑郁，心动过缓，消化性溃疡
	可乐定	0.1～0.8	2～3	低血压，口干，嗜睡
	可乐定贴片	0.25	1次/周	皮肤过敏
	甲基多巴	250～1000	2～3	肝功能损害，免疫失调
肾素抑制剂	阿利吉仑	150～300	1	腹泻，高血钾

常用降压药物的药动学参数及注意事项见表 7-11。

表 7-11　常用降压药物的药动学参数及注意事项

口服降压药物		起效时间/h	达峰时间/h	药效维持时间/h	半衰期/h	服药时间	其他
二氢吡啶类CCB	硝苯地平缓释片Ⅱ	—	1.6～4	12	2	空腹服药	不可掰，不可压碎、嚼碎
	硝苯地平控释片	—	6	24	9.9±6.8	空腹服药	不可掰，不可压碎、嚼碎
	氨氯地平	24～96	6～12	24～48	36	固定时间	—
	左旋氨氯地平	—	—	—	—	固定时间	—
	非洛地平缓释片	—	—	—	10～16	空腹/饭后	不可掰，不可压碎、嚼碎
	尼群地平	—	—	—	2		—
	维拉帕米	—	1～2	6～8	2.8～7.4		
	维拉帕米缓释片	—	—	—	—		不可掰，不可压碎、嚼碎
	地尔硫䓬片	0.5～1.0	2～3	—	3.5		—
	地尔硫䓬缓释胶囊	2～3	6～11	—	5～7	空腹服药	不可掰，不可压碎、嚼碎
（类）噻嗪类利尿剂	氢氯噻嗪	—	—	—	—	避免睡前服药	高钾低钠饮食
	吲达帕胺	—	—	—	—	晨服	高钾低钠饮食
	吲达帕胺缓释片	—	—	—	—		高钾低钠饮食

续表 7 - 11

	口服降压药物	起效时间/h	达峰时间/h	药效维持时间/h	半衰期/h	服药时间	其他
祥利尿剂	呋塞米	—	—	—	—	避免睡前服药	高钾低钠饮食
	托拉塞米	—	—	—	—	—	高钾低钠饮食
醛固酮受体拮抗剂	螺内酯	—	—	—	—	饭时/饭后	—
β1 受体阻滞剂	比索洛尔	—	1～3	—	12	饭前/饭后，不随意停药	—
	酒石酸美托洛尔片	—	1.5～2.0	—	3～7	饭时/饭后，不随意停药	—
	琥珀酸美托洛尔缓释片	—	—	—	—	吞服，不随意停药	沿痕掰，不可压碎、嚼碎
α1、β 受体阻滞剂	拉贝洛尔	—	—	—	—	饭时/饭后，不随意停药	—
	卡维地洛	—	1～2	—	7～10	饭时/饭后，不随意停药	—
ACEI	卡托普利片	0.25～0.50	1.0～1.5	24	<3	空腹服药	肝代谢，肾排泄
	依那普利	1	4～6	24	11（代谢物）	空腹/饭后	肝代谢，肾排泄
	贝那普利	1	0.5～1.0	24	0.6（母药）/10～11（代谢物）	—	肝代谢，排泄：肝 20%、肾 80%
ACEI	赖诺普利	—	—	—	12	—	以原型自肾排泄
	福辛普利	1	2～4	24	12	空腹服药	排泄：肝 50%、肾 50%
	培哚普利	1	3～4	24	9（代谢物）	空腹服药	肝代谢，肾排泄

续表 7－11

	口服降压药物	起效时间/h	达峰时间/h	药效维持时间/h	半衰期/h	服药时间	其他
ARB	氯沙坦	—	1（母药）/3～4（代谢物）	24	2（母药）/6～9（代谢物）	空腹/饭后，固定时间服药	—
	缬沙坦	2	4～6	>24	6～9	空腹/饭后，固定时间服药	—
	厄贝沙坦	—	1.5～2	—	15	空腹/饭后，固定时间服药	—
	替米沙坦	3	0.5～1	24	>20	空腹/饭后，固定时间服药	—
	坎地沙坦	2～4	2～4	6～8	5.1～10.5	空腹/饭后，固定时间服药	—
	奥美沙坦	—	1～2	—	13	空腹/饭后，固定时间服药	—
	阿利沙坦酯	—	—	—	—	空腹/饭后，固定时间服药	—
α 受体阻滞剂	多沙唑嗪	—	2～3	—	3～16	一般睡前服，空腹/饭后	—
	多沙唑嗪控释片	—	—	—	—	随早餐服	不可掰，不可压碎、嚼碎
	哌唑嗪	2	2～3	10～24	2～3	一般睡前服	—
	特拉唑嗪	3	3	24	9～12	一般睡前服	—

　　药物起效时间不等于血药达峰时间，生物半衰期不等于血浆半衰期。药物起效时间受多因素影响，如食物、胃肠道动力、胃肠道 pH、服药依从性。通过药剂学方法达到长效的药物：硝苯地平控释片、非洛地平缓释片。天然长效药物：氨氯地平、拉西地平、替米沙坦等。使用利尿剂、ACEI/ARB，或运动后、腹泻、呕吐、大量失水者须大量补充水分。利尿剂用于利尿，起效时间为 1～2 小时；用于降血压，起效时间为 1～2 周。

中国 2 型糖尿病血糖综合控制目标见表 7 - 12

表 7 - 12　中国 2 型糖尿病血糖综合控制目标

指标	目标值
血糖/($mmol \cdot L^{-1}$)	
空腹血糖	4.4～7.0
非空腹血糖	<10.0
糖化血红蛋白	<7.0%
血压/mmHg	<130/80
总胆固醇/($mmol \cdot L^{-1}$)	<4.5
高密度脂蛋白胆固醇/($mmol \cdot L^{-1}$)	
男	>1.0
女	>1.3
低密度脂蛋白胆固醇/($mmol \cdot L^{-1}$)	
未合并动脉粥样硬化性心血管疾病	<2.6
合并动脉粥样硬化性心血管疾病	<1.8
甘油三酯/($mmol \cdot L^{-1}$)	<1.7
体质指数/($kg \cdot m^{-2}$)	<24.0

不同类别胰岛素制剂的药动学参数见表 7 - 13。

表 7 - 13　不同类别胰岛素制剂的药动学参数

类别	胰岛素制剂	起效时间/min	达峰时间/h	作用持续时间/h	给药时间
短效	普通胰岛素	15～60	2～4	5～8（皮下注射、肌内注射）	餐前 15～30 min
	正规胰岛素	12～18	0.25～0.50	0.5～1（静脉注射）	酮症酸中毒昏迷，即刻静注
超短效	速效胰岛素类似物（门冬胰岛素）	10～15	1～2	4～6（静脉注射）	餐前 10 min
	速效胰岛素类似物（赖脯胰岛素）	10～15	1.0～1.5	4～5（静脉注射）	餐前 15 min，与中长效制剂合并使用
	速效胰岛素类似物（谷赖胰岛素）	10～15	1～2	4～6（静脉注射或持续皮下泵）	—
中效	低精蛋白锌胰岛素	2.5～3.0	5～7	13～16（静脉注射）	早餐前或睡前 30～60 min，1 次/日，日剂量 >40 U 时 2 次/日

续表 7 - 13

类别	胰岛素制剂	起效时间/min	达峰时间/h	作用持续时间/h	给药时间
长效、慢效	精蛋白锌胰岛素	3 ～ 4	8 ～ 10	20 （静脉注射）	早餐前或睡前 30 ～ 60 min，qd
超长效	长效胰岛素类似物（甘精胰岛素）	2 ～ 3	无峰值	30 （静脉注射）	睡前 30 ～ 60 min，qd
	长效胰岛素类似物（地特胰岛素）	3 ～ 4	3 ～ 14	24 （静脉注射）	睡前 30 ～ 60 min，qd
	长效胰岛素类似物（德谷胰岛素）	1	无峰值	42	固定时间，qd
预混，双时相	预混胰岛素 （HI30R，HI70/30）	0.5	2 ～ 12	14 ～ 24 （静脉注射）	进食前 30 min 内
	预混胰岛素 （50R）	0.5	2 ～ 3	10 ～ 24 （静脉注射）	进食前 30 min 内
	预混胰岛素类似物（预混门冬胰岛素30）	0.17 ～ 0.33	1 ～ 4	14 ～ 24 （静脉注射）	紧邻早餐，qd
	预混胰岛素类似物（预混赖脯胰岛素25）	0.25	0.5 ～ 1.17	16 ～ 24 （静脉注射）	进食前 30 min 内
	预混胰岛素类似物（预混赖脯胰岛素50，预混门冬胰岛素50）	0.25	0.5 ～ 1.17	16 ～ 24 （静脉注射）	进食前 30 min 内

基础胰岛素：与进食无关，人体正常 24 小时分泌的胰岛素。地特胰岛素、甘精胰岛素属基础胰岛素类似物。

餐时胰岛素：进餐时分泌的胰岛素。外来补充的胰岛素多为短效胰岛素类，如生物合成人胰岛素注射液、门冬胰岛素、赖脯胰岛素。

预混胰岛素或其类似物，能同时提供基础胰岛素和餐时胰岛素：诺和灵 30R、优泌林 70/30 ［组成为 30% 短效中性胰岛素 （生物合成人胰岛素） + 70% 中效胰岛素 （低精蛋白锌胰岛素）］；诺和灵 50R、优泌林 50/50 （组成为 50% 短效胰岛素 + 50% 中效胰岛素，使用简便）。

三、药物治疗安全性分析

1. 各类降血压药物

常用 5 类降血压药物分为影响容量的药物 （如 CCB、利尿剂） 和神经内分泌抑制剂 （如 ACEI、ARB、β 受体阻滞剂） 两类。

（1）CCB：主要通过阻断血管平滑肌细胞上钙离子通道发挥扩张血管从而降低血压，更适用于容量性高血压患者及低肾素、低交感活性、盐敏感性高血压患者。根据与动脉血管和心脏亲和力及作用比不同，将其分为二氢吡啶类 CCB 和非二氢吡啶类 CCB。二氢吡啶类 CCB 可与其他四类常用降血压药联合应用。临床上常用的非二氢吡啶类 CCB 血管选择性差，对心脏具有负性传导、负性变力作用，但在某些情况下也可用于降压治疗。在使用非二氢吡啶类 CCB 前应详细询问病史，进行心电图检查，并在用药 2 ～ 6 周内复查。

CCB 根据与钙通道亚型亲和力不同分为 L 型、L/N 型或 L/T 型（双通道）及 L/N/T 型（三通道）CCB：①L 型钙通道大量存在于体内心肌细胞、窦房结、房室结、骨骼肌、血管平滑肌细胞及神经元等细胞与组织，能介导长时间的钙离子内流并且失活缓慢，其在心脏兴奋 - 收缩偶联及冲动传导等方面发挥了重要作用，同时影响血管平滑肌的紧张度。二氢吡啶类、维拉帕米、地尔硫草均能抑制 L 型钙通道的开放，从而达到扩张外周血管、降低动脉血压的作用。② T 型钙通道能控制自主活性细胞（如心脏起搏细胞或丘脑神经元）的激活、激素分泌的调节及组织生长和发育，其在肾小球出/入球小动脉上均有分布，故具有阻滞 T 型钙通道作用的 CCB 可以同时扩张出/入球小动脉，降低肾小球内压力，其作用类似于肾素 - 血管紧张素 - 醛固酮系统（renin-angioten sin-aldosterone system，RAAS）抑制剂。③N 型钙通道主要分布于交感神经系统，可以阻断去甲肾上腺素的释放。研究发现，能够选择性阻滞 N 型钙通道的二氢吡啶类 CCB 可以在控制血压的同时不引起交感神经兴奋且不增加心率，甚至对伴有左心室肥厚的高血压患者治疗后的左心室舒张功能亦有明显的改善作用。另外，N 型钙通道也同时分布于出/入球小动脉，CCB 可以通过阻断 N 型钙通道同时扩张出/入球小动脉，降低肾小球内压力。④能同时阻断 L/T 型钙通道的马尼地平和能同时阻断 L/N 型钙通道的西尼地平均为双通道 CCB，而能同时阻断 L/T/N 型钙通道的贝尼地平为三通道 CCB。

二氢吡啶类 CCB 具有明确的血管扩张作用，短、中效 CCB 在降压的同时会出现反射性心率加快。不同二氢吡啶类 CCB 对冠状动脉和周围血管扩张的程度不一，药效也有差异。氨氯地平用于高血压、冠心病，硝苯地平控释片用于高血压、冠心病、慢性稳定型心绞痛。

治疗前评估禁忌证：二氢吡啶类 CCB 无绝对禁忌证，相对禁忌证为高血压合并快速性心律失常。

常用药物包括硝苯地平控释片、氨氯地平、非洛地平等，其不与 CYP3A4 强抑制剂（如伊曲康唑、氟康唑、克拉霉素等）和 CYP3A4 强诱导剂（如卡马西平、苯巴比妥、苯妥英钠、利福喷丁、利福平、圣约翰草提取物等）同用。

二氢吡啶类 CCB 不良反应：反射性引起心率加快、外周水肿（多发生在踝部）、头痛、头晕、潮红等，应定期监测肝功能、心力衰竭症状。

（2）ACEI：作用机制是抑制血管紧张素转换酶，进而阻断肾素血管紧张素 II（angiotensin II，Ang II）的生成，抑制激肽酶的降解而发挥降压作用。此类药物对于高血压患者具有良好的靶器官保护和心血管终点事件预防作用。ACEI 降压作用明确，对糖脂代谢无不良影响。限盐或加用利尿剂可增加 ACEI 的降压效应。

注意监护 ACEI 所引起的干咳：ACEI 可引起非特异性气道超反应性、呼吸困难、支气管痉挛、持续性干咳、水肿。其中咳嗽多发生于夜间，或于夜间或平卧时加重，尤其是妇女或非吸烟者。血管紧张素Ⅰ和缓激肽的水解均需要血管紧张素转换酶，影响 Ang Ⅱ形成的药物能拮抗 RAAS，使增压物质 Ang Ⅱ合成减少，同时又促进血管舒缓素 - 激肽 - 前列腺素系统，刺激激肽释放酶 - 激肽系统，使降压物质缓激肽增多，血压下降。但缓激肽增多可引起缓激肽效应，发生咳嗽、血管性水肿等。因此，干咳和水肿是服用 ACEI 后缓激肽增加引起的副作用。干咳者可给予硫酸亚铁（0.3 g tid），或以色甘酸钠雾化吸入，但在有更多药物可供选择的情况下，多使用一种药物对抗副作用，可能并不是最佳方案。因此，干咳严重者可以使用 ARB 类药物氯沙坦、缬沙坦等替代治疗。

　　应避免将 ACEI 与沙库巴曲/缬沙坦、阿利吉仑等合用。注意监护肾毒性，但 ACEI 不属于肾毒性药物。ACEI 可以降低肾小球内压力，延缓肾功能减退。但同时应用 ACEI 和 ARB 者可能出现快速、大幅度的血压下降或急性肾衰竭。因此，对用药初始 2 个月血肌酐无轻度上升（升幅 <30%）、eGFR 降低小于 30%、血钾 <5.5 mmol/L 者无须停药，减量并监测即可。但若血肌酐升幅大于 30%～50%，提示肾缺血，应停用 ACEI。

　　治疗前评估禁忌证：双侧肾动脉狭窄者；使用 ACEI 曾发生血管神经性水肿（导致喉头水肿、呼吸骤停等严重不良反应）者，终生禁用；妊娠妇女；高钾血症，血钾 > 6.0 mmol/L。以下情况须慎用：血肌酐 >265 μmol/L 或 eGFR <30 mL/（min · 1.73 m^2）；血钾 >5.5 mmol/L；症状性低血压（收缩压 <90 mmHg）；左心室流出道梗阻（如主动脉瓣狭窄、梗阻性肥厚型心肌病）。

　　不良反应：咳嗽、首剂低血压、高血钾、肾功能恶化、血管性水肿（少见）。

　　监测肝、肾功能：定期监测血钾，血钾 >6.0 mmol/L 时，应采取降低血钾的措施，如口服钾结合剂（聚苯乙烯磺酸钙散）。肾功能不全者治疗前和治疗开始后 3 个月（每 2 周 1 次）监测白细胞分类计数。重度肝功能不全，可选赖诺普利。肾功能异常，Ccr 为 10～30 mL/min，可选福辛普利（双通道代谢）；Ccr 45～50 mL/min，无须调整。

　　（3）ARB：作用机制是阻断 Ang Ⅱ的Ⅰ型受体而发挥降压作用。ARB 可降低有心血管病史（如冠心病、脑卒中、外周动脉病）的患者其心血管并发症的发生率和高血压患者发生心血管事件的风险，降低糖尿病或肾病患者的蛋白尿及微量白蛋白尿。

　　ARB（及 ACEI）属 RAAS 阻滞剂，扩张肾小球出球小动脉的作用强于扩张肾小球入球小动脉，能降低肾小球囊内压，使肾小球滤过压下降，从而有效减少尿蛋白，同时阻断肾脏内 Ang Ⅱ对肾脏的病理损害，延缓肾脏病进展。但因 RAAS 阻滞剂对肾脏血流有影响，肾功能不全达到一定程度时，GFR 降低，反而致血肌酐和血钾水平升高。因此，对慢性肾脏病（CKD）4 期或 5 期患者，ARB 初始剂量应减半并严密监测血钾、血肌酐水平及 GFR 的变化。血肌酐水平 ≥265 μmol/L 者，慎用 ARB。

　　治疗前评估禁忌证：ARB 可致畸，禁用于妊娠高血压患者。ARB 扩张肾小球出球小动脉，导致肾小球滤过率下降，血肌酐和血钾水平升高，高血钾或双侧肾动脉狭窄患者禁用。

　　不良反应：心动过缓、刺激性干咳、睡眠障碍、少尿、肾衰竭、血管性水肿（少见）等。

监测血压、肾功能和血钾：替米沙坦1%通过肾排泄，主要通过胆汁排泄消除，慎用于轻、中度肝受损患者。

（4）ARNI：ARNI有ARB和脑啡肽酶抑制剂的作用，后者可升高利钠肽、缓激肽和肾上腺髓质素及其他内源性血管活性肽的水平。ARNI的代表药物是沙库巴曲缬沙坦钠。患者由服用ACEI/ARB转为ARNI前，血压须保持稳定，并停用ACEI 36小时以上，因为脑啡肽酶抑制剂和ACEI联用会增加血管神经性水肿的风险。ARNI从小剂量开始，每2～4周剂量加倍，逐渐递增至目标剂量。中度肝受损（Child-Pugh分级B级）、75岁及以上患者应用ARNI时其起始剂量要小。起始治疗和剂量调整后应监测血压、肾功能和血钾。

治疗前评估禁忌证：有血管神经性水肿病史；双侧肾动脉严重狭窄；妊娠妇女、哺乳期妇女；重度肝损害（Child-Pugh分级C级），胆汁性肝硬化和胆汁淤积；已知对ARB或ARNI过敏。以下情况须慎用：血肌酐 >221 μmol/L 或 eGFR < 30 mL/（min · 1.73 m²）；血钾 >5.4 mmol/L；症状性低血压（收缩压 <95 mmHg）。

（5）β1受体阻滞剂：主要通过抑制过度激活的交感神经活性、抑制心肌收缩力、减慢心率发挥降压作用。高选择性β1受体阻滞剂对β1受体有较高选择性，因其未阻断β2受体而产生的不良反应较少。慢性阻塞性肺病患者，在使用气管扩张剂下，应慎用β1受体阻滞剂。非选择性β受体阻滞剂（如普萘洛尔），因其阻断β2受体可能对糖脂代谢产生不良影响，阻碍β2受体介导的扩张血管作用，加重糖尿病周围血管病变，故不适用于高血压合并糖尿病患者的治疗。反复低血糖发作的患者应慎用β受体阻滞剂，以免掩盖低血糖症状。因此，糖脂代谢异常时一般不首选β受体阻滞剂，必要时可慎重选用高选择性β受体阻滞剂。长期应用者突然停药可发生反跳现象，即原有的症状加重或出现新的表现，较常见的有血压反跳性升高，伴头痛、焦虑等，称之为撤药综合征，因此，减量要缓慢，一般持续8～11日，尤其是冠心病患者。

治疗前评估禁忌证：心源性休克、病态窦房结综合征、Ⅱ度及以上房室传导阻滞（无心脏起搏器）、心率 <50 次/分（禁用美托洛尔）、心率 <60 次/分（禁用比索洛尔）、低血压（收缩压 <90 mmHg）、支气管哮喘急性发作期。不适宜首选的人群：有卒中倾向、卒中患者及心率 <80 次/分的老年人、肥胖者、糖代谢异常者、间歇性跛行者、严重慢性阻塞性肺病患者。

不良反应：中枢神经系统反应［如幻觉、睡眠障碍、抑郁（尤其是美托洛尔等脂溶性药物所致）］、支气管痉挛、心动过缓、肢端循环障碍（少数患者出现肢体温度降低现象）。

（6）α1、β受体阻滞剂：具有α1受体、非选择性β受体拮抗作用。一方面，通过α1受体阻滞作用使外周血管扩张、血管阻力下降，降低血压，同时防止交感神经张力反射性增加，在降低血压和肾脏血管阻力的同时不减少肾血流量和GFR；另一方面，通过非选择性阻断β受体，可减慢心率、抑制心肌收缩力、减少心排血量等。此类药物的降压作用在低剂量时主要表现为β受体阻滞，高剂量时则主要表现为α1受体阻滞。两种作用均有降压效应，大剂量时具有膜稳定作用，内源性拟交感活性甚微。α1、β受体阻滞剂对高血压合并CKD具有独特的应用价值。降压强度与剂量有关，不伴反射性心动过速和心动过缓，立位血压下降较卧位明显。常见有阿罗洛尔（α 和 β 受体阻滞作用之比为 1∶8）、卡维地洛（α 和 β 受体阻滞作用之比为 1∶10）、拉贝洛尔［α 和 β 受体阻滞作用之比为 1∶3（口服）、1∶6.9（静脉）］。其中，阿罗洛尔的作用较强，对高血压患者体内 α 和 β 受体有均衡的阻断作用，可抑制血管收缩而紧张度上升所致的末梢血管收缩，表现出良好的降压效果，故其口服降压疗效优于其他 2 种药。拉贝洛尔有口服和静脉制剂，可用于妊娠相关高血压患者和高血压急症、围手术期的禁食期间高血压的降压治疗。

治疗前评估禁忌证：支气管哮喘患者，病态窦房结综合征、心脏传导阻滞（Ⅱ—Ⅲ 度房室传导阻滞）未安装起搏器的患者，重度或急性心力衰竭、心源性休克患者，对本品过敏者。

（7）利尿剂：主要通过利钠排尿、降低容量负荷而发挥降压作用，作用部位不同，利尿效果也不同。用于控制血压的利尿剂主要是噻嗪类利尿剂，分为噻嗪利尿剂和类噻嗪样利尿剂，前者包括氢氯噻嗪等，后者包括吲达帕胺等。小剂量噻嗪类利尿剂（如氢氯噻嗪 6.25～25 mg）对代谢影响很小，与其他降压药（尤其是 ACEI 或 ARB）合用可显著增加后者的降压作用。另外，保钾利尿剂（如阿米洛利、氨苯蝶啶）及醛固酮受体拮抗剂（螺内酯）等也可用于控制难治性高血压，在利钠排尿的同时具有保钾作用，与其他具有保钾作用的降压药（如 ACEI 或 ARB）合用时须注意发生高钾血症的危险。

大剂量噻嗪类利尿剂或与 β 受体阻滞剂联用可能对糖脂代谢或电解质平衡有影响，增加糖尿病易感人群的新发糖尿病风险，不建议大剂量应用或二者联用。若 2 种药物联用时血压仍未达标，则须换用另外 2 种药物或联用 3 种药物，此时推荐使用有效剂量的 ACEI 或 ARB、CCB 及利尿剂联用。

治疗前评估禁忌证：孕妇禁用。痛风患者禁用噻嗪类利尿剂，高血钾（血钾 > 6.0 mmol/L）与肾功能衰竭患者禁用醛固酮受体拮抗剂。

长期大剂量应用利尿剂单药治疗时须监测低钾血症、高尿酸血症、性欲减退（以氢氯噻嗪为多见），以及低镁血症、糖代谢异常、直立性低血压等不良反应的可能性，同时应监测肾功能。

主要降血压药物选用的临床参考见表 7-14。

表 7-14　主要降血压药物选用的临床参考

分类	适应证	不良反应	绝对禁忌证（禁用）	相对禁忌证（慎用）
二氢吡啶类 CCB	老年高血压、单纯收缩期高血压、伴稳定型心绞痛、冠状动脉或颈动脉粥样硬化、周围血管病	反射性交感神经激活导致心跳加快、头痛、面部潮红、脚踝部水肿（表现为晨轻午后重。拉西地平、非洛地平，发生率低；氨氯地平、尼群地平，发生率高）、牙龈增生等	无	心动过速、心力衰竭

续表 7 – 14

分类	适应证	不良反应	绝对禁忌证（禁用）	相对禁忌证（慎用）
非二氢吡啶类CCB	心绞痛、颈动脉粥样硬化、室上性快速心律失常	抑制心脏收缩功能和传导功能，房室传导阻滞。有时也会出现牙龈增生	Ⅱ—Ⅲ度房室传导滞、心力衰竭	无
ACEI	心力衰竭、冠心病、左心室肥厚、左心室功能不全、心房颤动预防、颈动脉粥样硬化、非糖尿病肾病、糖尿病肾病、蛋白尿/微量白蛋白尿、代谢综合征	干咳，多见于用药初期，症状较轻者可坚持服药，不能耐受者可改用ARB。其他有低血压、皮疹，偶见血管神经性水肿及味觉障碍。长期应用有可能导致血钾升高，应定期监测血钾和血肌酐水平	妊娠、高血钾、双侧肾动脉狭窄	无
ARB	糖尿病肾病、蛋白尿/微量白蛋白尿、冠心病、心力衰竭、左心室肥厚、心房颤动预防、ACEI引起的咳嗽、代谢综合征	少见，偶有腹泻，其他有低血压、皮疹，偶见血管神经性水肿及味觉障碍。长期应用可升高血钾，应注意监测血钾及血肌酐水平变化	妊娠、高血钾、双侧肾动脉狭窄	无
噻嗪类利尿剂	心力衰竭、老年人高血压、高龄老年人高血压、单纯收缩期高血压	低血钾，长期应用者应定期监测血钾、尿酸、血糖，并适量补钾	痛风（也有专业书籍载明是慎用）	高尿酸血症、明显肾功能不全、无尿、严重肝损害、糖尿病、红斑狼疮、胰腺炎、电解质紊乱、妊娠
袢利尿剂	肾功能不全、心力衰竭	低血钾	无	无
醛固酮拮抗剂	心力衰竭、心肌梗死后	螺内酯致血钾升高，长期应用可能导致男性乳房发育	肾衰竭、高血钾	无

续表 7 – 14

分类	适应证	不良反应	绝对禁忌证 （禁用）	相对禁忌证 （慎用）
β受体 阻滞剂	心绞痛、心肌梗死后、快速性心律失常、慢性心力衰竭、交感神经活性增高、高动力状态的高血压	疲乏、肢体冷感、激动不安、胃肠不适、支气管痉挛、心功能抑制等，可能影响糖脂代谢	Ⅱ—Ⅲ度心脏传导阻滞、哮喘	慢性阻塞性肺病、周围血管病、糖耐量减低、运动员
α受体 阻滞剂	前列腺增生、高脂血症、难治性高血压	开始给药应在入睡前，以预防直立性低血压发生；使用过程中注意测量坐、立位血压，最好使用控释制剂	直立性低血压	心力衰竭

2. 各类降血糖药物

（1）磺酰脲类药物。磺酰脲类药物通过与人胰腺 β 细胞上的磺酰脲受体（sulfony-lurea receptor，SUR）特异性结合，使细胞膜的 ATP 敏感性加强，钾通道关闭，导致细胞膜电位变化，钙通道开启，钙离子内流，促使胰岛素分泌量增加。该类降糖药物的作用依赖于一定数量的有功能的胰岛 β 细胞（约30%以上）。不同磺酰脲类药物对 SUR 亲和力不同，导致降糖强度、作用持续时间等均有差异，其中长效制剂格列美脲不仅刺激胰岛素的分泌，还具有改善胰岛素敏感性的作用。该类药物主要经过肝脏 CYP450 酶（CYP2C9、CYP2C19、CYP3A4）代谢。CYP450 酶在人群中的基因多态性导致磺酰脲类降糖药的体内代谢过程及其引起的不良反应（包括低血糖、变态反应及消化道反应）存在显著的个体差异。

应用磺酰脲类降糖药宜注意的事项：①长期服用磺酰脲类降糖药可促使胰岛功能进行性减退。对餐后 2 小时血糖为 8～9 mmol/L 的早期 2 型糖尿病患者有效；但当餐后 2 小时血糖高于 10～12 mmol/L 时，则对血糖不易控制。约有 10% 的患者在初始治疗时，血糖无法控制，称为磺酰脲类降糖药原发性失效；有些经数月治疗后疗效减弱或消失则为继发性失效，发生率为 5%～10%。其原因是胰岛 β 细胞功能恶化和外周组织对胰岛素发生抵抗。对失效和所有经过治疗血糖尚未达标者，宜尽早联合应用双胍类、噻唑烷二酮类胰岛素增敏剂和胰岛素。②对空腹血糖较高者宜选用格列美脲；餐后血糖升高者宜选用格列吡嗪、格列喹酮；格列吡嗪可增强第一时相胰岛素分泌；病程较长且空腹血糖较高者可选用格列本脲、格列美脲、格列齐特或上述药的缓、控释制剂。③长期使用磺酰脲类降糖药可使体重增加。④亚洲糖尿病患者胰岛素分泌缺陷较严重，而欧洲糖尿病患者则胰岛素抵抗较明显。⑤胰岛素促分泌剂间不合用，并且不与短效胰岛素类合用。

治疗前评估禁忌证：妊娠期妇女禁用。以下情况亦禁用：有过敏史，1型和2型糖尿病合并有急性并发症（如酮症酸中毒、高渗性昏迷、乳酸性酸中毒），某些应激状态（如严重感染、较严重的创伤、心肌梗死的急性期及血管成形术期等）。

药物不良反应监护：①低血糖症状，常发生于老年患者或肝、肾功能不全者，高龄、药物剂量过大、体力活动过度、进食不规则及多种药物相互作用等为常见诱因，用药期间密切监测患者血糖变化。②可出现消化道反应、皮肤红斑、白细胞减少、粒细胞缺乏、血小板减少、再生障碍性贫血、胆汁淤积，多发生在用药后6～8周，应定期监测血常规和肝功能。③服药期间饮酒可引起低血糖、腹痛、恶心、呕吐、头痛、面部潮红等。④体重增加。同时服用胰岛素和磺酰脲类药物可致体重增加，应坚持严格的均衡低脂饮食和适当的规律运动。⑤皮疹、瘙痒和荨麻疹等轻微皮肤反应。

（2）二甲双胍。二甲双胍可明显降低糖尿病患者的血糖，但对正常人的血糖无影响。主要作用机制包括促进肌肉、脂肪等外周组织对葡萄糖的摄取和利用，促进糖的无氧酵解，抑制肠道葡萄糖的吸收和糖原异生等。其中二甲双胍缓释制剂达峰时间约为7小时，半衰期约为17.6小时，本药结构稳定，不与血浆蛋白结合，以原型随尿液排出。

应用双胍类降糖药宜注意的事项：①服用二甲双胍通常需要2～3周的治疗才能达到降糖疗效，若血糖已控制，可适当减少剂量。②服药期间不要饮酒，乙醇可抑制糖异生，增加二甲双胍的降糖作用。③与胰岛素合用时降糖作用增强，应注意调整剂量。④根据肾功能情况，与含碘对比剂谨慎合用。

治疗前评估禁忌证：肾脏疾病CKD 3b期，严重肾功能衰竭或肾功能不全［Ccr < 45 mL/min 或 eGFR < 45 mL/（min·1.73 m^2）］，需要药物治疗的充血性心力衰竭和其他严重心、肺疾患，严重感染和外伤、外科大手术、临床有低血压和缺氧等，急性或慢性代谢性酸中毒（包括有或无昏迷的糖尿病酮症酸中毒、糖尿病酮症酸中毒需要用胰岛素治疗），酗酒者，维生素 B_{12}、叶酸缺乏未纠正者，已知对盐酸二甲双胍过敏者，接受血管内注射碘化造影剂者。

药物不良反应监护：①常见腹泻、腹胀、恶心、食欲减退、口中异味、上腹部不适等胃肠道反应。②当患者肾、肝、心、肺功能不全，贫血，缺氧或服药剂量过大时可发生乳酸性酸中毒。③二甲双胍本身对肾脏无明显毒性作用，但在有肾功能损害者中，二甲双胍由肾脏排出发生障碍，成为发生乳酸性酸中毒和低血糖反应的重要原因。另外，动静脉造影前后1日应停用二甲双胍，否则可导致急性肾衰竭。④该药会减少维生素 B_{12}、叶酸和铁在胃肠道内的吸收，可导致贫血，长期应用者应补充维生素 B_{12}、叶酸和铁。

（3）α-葡萄糖苷酶抑制剂。α-葡萄糖苷酶抑制剂通过在小肠中抑制各种α-葡萄糖苷酶（如麦芽糖酶、淀粉酶和蔗糖酶等）的活性，使麦芽糖、淀粉、蔗糖分解为葡萄糖的速度减慢，从而降低餐后血糖。阿卡波糖主要降低多糖、蔗糖的分解，不良反应有肠鸣、排气多、腹胀。伏格列波糖对α-葡萄糖苷酶具很高选择性，对α-淀粉酶抑制强度较弱，主要抑制双糖水解，不良反应有肠鸣、排气多，腹胀较少。米格列醇为蔗糖酶的高效抑制剂，不抑制α-淀粉酶，不良反应有肠鸣、排气多、腹胀。

α-葡萄糖苷酶抑制剂应用时宜注意的事项：①α-葡萄糖苷酶抑制剂服用后使未

消化的碳水化合物停滞于肠道，由于肠道细菌的酵解，气体产生增多，因此常致胀气（胃胀者约 50%、肠胀者 30%），可通过初始小剂量治疗、缓慢增加剂量和控制饮食减轻反应的程度，或多在继续用药中消失。②与胰岛素或磺酰脲类药联合应用，可增加发生低血糖的危险。③若单纯餐后血糖高，而空腹血糖、餐前血糖不高，首选 α-葡萄糖苷酶抑制剂。为最大限度地控制餐后血糖，餐前直接以少许液体吞服（伏格列波糖、米格列醇）或就餐时与第一口食物一起嚼服（阿卡波糖）最适宜，可减少对胃肠道的刺激、提高患者的用药依从性。④对同时接受胰岛素或其他降糖药治疗者，若发生低血糖须服葡萄糖而非普通食糖来调节血糖。

治疗前评估禁忌证：妊娠期和哺乳期，有过敏史、慢性胃肠功能紊乱等由于肠胀气而可能恶化的疾病、肝硬化、严重肾功能损害（Ccr<25 mL/min）、糖尿病急性并发症（酮症酸中毒、高渗性昏迷和乳酸性酸中毒）、某些应激状态（如严重感染、创伤、手术、分娩等）。

药物不良反应监护：①常见胃肠道反应有胃胀、腹胀、腹泻、肠鸣音亢进、排气增多、胃肠痉挛性疼痛、顽固性便秘。②少见肝功能损害、乏力、头痛、眩晕、皮肤瘙痒、红斑、荨麻疹等过敏反应，以及血嗜酸性粒细胞增多症和神经系统症状。③同时接受胰岛素或其他降糖药治疗者，可发生低血糖反应。

（4）噻唑烷二酮类胰岛素增敏剂。吡格列酮口服 2 周左右开始发挥降糖作用，2～3 个月达到最佳疗效。以餐后血糖升高为主、伴餐前血糖轻度升高者，首选胰岛素增敏剂。

治疗前评估禁忌证：妊娠期及哺乳期 2 型糖尿病、1 型糖尿病、糖尿病急性并发症、糖尿病严重慢性并发症，肝功能不全、心功能不全、手术，创伤、严重感染患者等。

本类药物可引起体液潴留并加重充血性心力衰竭，有心力衰竭危险的患者（尤其是合用胰岛素治疗者）应严密监测心力衰竭的症状和体征。

（5）格列奈类促胰岛素分泌剂。本类药物为非磺酰脲类促胰岛素分泌剂，通过与胰岛 β 细胞钾通道的结合位点结合，使钾通道关闭，钙通道开放，钙离子内流刺激胰岛 β 细胞分泌胰岛素。本类药物的作用依赖于葡萄糖的水平，当血糖水平在 3～10 mmol/L 时才有刺激作用，因此主要适用于 2 型糖尿病患者餐后胰岛素或 C 肽早相分泌低平、高峰后延、餐后血糖升高明显者。

应注意的事项：①与二甲双胍或 α-葡萄糖苷酶抑制剂合用时因协同作用易出现低血糖，立即服糖果或葡萄糖可缓解。②非磺酰脲类降糖药作用机制与磺酰脲类药类似，对磺酰脲类药敏感性差或效果不佳者不推荐使用，另外，其与磺酰脲类药不可联合应用。③避免与氯吡格雷合用。④乙醇可加重或延迟低血糖症状，服药期间不宜饮酒。⑤肝、肾功能不全的患者，可延长给药间隔。

应注意的事项：瑞格列奈不推荐与伊曲康唑联合使用。如果要联合使用，应减少瑞格列奈剂量。

（6）胰高血糖素样肽-1（glucagon-like peptide-1，GLP-1）类似物或受体激动剂。GLP-1 和 GLP 的主要功能是刺激餐后胰岛素的释放，抑制胃酸分泌，减缓胃排空，并作用于中枢，产生饱腹感，减少食欲。但生理情况下，这些肽类很快被二肽基肽酶－4降解，促胰岛素释放的刺激作用会很快消失。GLP-1受体激动剂与GLP-1具有53%的序列同源性，通过与GLP-1受体结合，刺激胰岛素分泌，从而降低血糖，其不被二肽基肽酶－4降解，血浆半衰期较长。GLP-1类似物的作用机制与GLP-1受体激动剂类似。主要用于各型糖尿病，尤其是肥胖患者。

治疗前评估禁忌证：对有过敏史者应禁用。对有甲状腺髓样癌既往史或家族史、2型多发性内分泌瘤病的患者应禁用利拉鲁肽。

（7）二肽基肽酶－4抑制剂。由于2型糖尿病患者体内GLP-1水平低于正常人，而用二肽基肽酶－4抑制剂治疗可使GLP-1水平恢复正常，因此能取得良好效果。无论二肽基肽酶－4抑制剂单用还是与二甲双胍联合使用，对血糖控制的效果均显著优于单独使用二甲双胍。二肽基肽酶－4抑制剂与二甲双胍合用的降糖效果显著强于格列美脲＋二甲双胍，同时低血糖发生率低，不增加体重，保护胰岛β细胞，且二肽基肽酶－4抑制剂与二甲双胍合用时降低体重效果更为显著。沙格列汀避免与CYP3A4强抑制剂（如伊曲康唑、克拉霉素等）合用，西格列汀可以增加地高辛的毒性作用。

治疗前评估禁忌证：对有过敏史者应禁用。

特殊人群用药监护：严重肾功能不全的患者建议减少剂量。

药物不良反应监护：偶有腹痛、恶心、腹泻等，以及变态反应（如血管性水肿、皮疹、荨麻疹、皮肤血管炎和剥脱性皮肤炎）、氨基转移酶升高、上呼吸道感染、鼻咽炎、胰腺炎、头痛、乏味、鼻瘘和喉痛。

（8）胰岛素制剂。胰岛素按照起效快慢和维持时间，可分为速效、短效、中效、长效胰岛素和预混胰岛素。短效和速效胰岛素皮下注射后发挥作用快，但持续时间短，主要控制一餐饭后高血糖，称为餐时胰岛素。人胰岛素注射液可经静脉注射用于抢救糖尿病酮症酸中毒患者。中效胰岛素主要为低精蛋白胰岛素，用于提供基础胰岛素，可控制两餐饭后高血糖。长效胰岛素制剂有鱼精蛋白锌胰岛素和长效胰岛素类似物。该类制剂无明显的作用高峰，主要提供基础胰岛素。预混胰岛素和其类似物兼有基础胰岛素及餐时胰岛素作用。

治疗前评估禁忌证：有过敏史者应禁用。

药物不良反应监护：①注射部位局部反应，表现为皮肤发红、皮下结节、皮下脂肪组织萎缩。②低血糖反应，尤其与酒精共同作用后，患者可表现出饥饿、乏力、心悸、出冷汗、反应迟钝、意识模糊、昏迷等。③过敏反应，包括局部反应和全身反应。全身反应可有荨麻疹、血管性水肿、呼吸困难和哮喘，严重者可发生休克。④屈光不正。血糖下降迅速可致晶状体和玻璃体渗透压下降、屈光率下降而致远视，一般3周可恢复。⑤可致体重增加和高胰岛素血症，患者每日用药剂量越大，越易发生高胰岛素血症和肥胖。⑥肿瘤发生的风险增加。糖尿病患者使用胰岛素和胰岛素类似物发生某类肿瘤的风险可能高于正常人。⑦胰岛素抵抗，表现为胰岛素作用降低，须短时间内增加胰岛素剂量至数百乃至数千单位。

3. 抗血小板药

（1）阿司匹林肠溶片。阿司匹林的抗血小板聚集作用与其抑制前列腺素合成酶有关，在大剂量时因其专一性不强，故血栓素 A2 及前列环素均可减少，作为抗血小板药物尚不够理想。但在小剂量时则对血栓素 A2 合成酶有一定的选择性。

药物警戒：儿童和青少年患流感和水痘时，服用该药可能会发生少见的危及生命的瑞氏综合征（以持续性呕吐为特点），应禁用。

治疗前评估禁忌证：对阿司匹林或其他水杨酸盐，或药品的任何其他成分过敏；有水杨酸盐或含水杨酸物质、NSAIDs 导致的哮喘史；活动性消化性溃疡；出血体质；严重的肾功能衰竭；严重的肝功能衰竭、严重的心功能衰竭；与氨甲蝶呤（剂量为每周 15 mg 或更多）合用；妊娠的最后 3 个月。

肠溶片应饭前 30 分钟或空腹用适量水送服，药片可顺利通过呈酸性环境的胃部。至于是早饭前服用还是睡前服用更合适，目前尚无定论。

A. 药物不良反应监护：①上、下胃肠道不适，如消化不良、胃肠道和腹部疼痛。罕见的不良反应包括胃肠道炎症、胃十二指肠溃疡。非常罕见的不良反应为胃肠道出血和穿孔，伴有实验室异常和临床症状。②由于阿司匹林对血小板有抑制作用，故阿司匹林可能增加出血的风险。已观察到的出血包括：手术期间出血、血肿、鼻衄、泌尿生殖器出血、牙龈出血。③小剂量阿司匹林可致血尿酸升高，但考虑对心血管疾病的重要性，不建议停止使用。④严重葡萄糖 – 6 – 磷酸脱氢酶（G6PD）缺乏症患者服用该药后可出现溶血和溶血性贫血。⑤肾损伤和急性肾衰竭。⑥过敏反应伴有相应实验室异常和临床症状，包括哮喘症状，轻度至中度的皮肤反应，呼吸道、胃肠道和心血管系统症状（如皮疹、荨麻疹、水肿、瘙痒症、心血管 – 呼吸系统不适），极罕见的严重反应（如过敏性休克）。

B. 有临床意义的药物相互作用。①禁用：与氨甲蝶呤（剂量为每周 15 mg 或更多）合用会增加氨甲蝶呤的血液毒性（水杨酸和氨甲蝶呤与血浆蛋白竞争结合，减少氨甲蝶呤的肾清除）。②合用时应慎重：布洛芬等 NSAIDs、氨甲蝶呤（剂量小于每周 15 mg）、抗凝血药、促尿酸排泄的抗痛风药（如丙磺舒因竞争肾小管降低尿酸排泄）、地高辛（会减少地高辛自肾清除而增加地高辛的血浆浓度）、降血糖药（如胰岛素、磺酰脲类药，高剂量阿司匹林具有降血糖作用而增强其降糖效果，并且能与磺酰脲类药竞争结合血浆蛋白）、利尿药（与高剂量的阿司匹林合用可减少肾前列腺素的合成而降低肾小球滤过）、糖皮质激素（除用于艾迪生病替代治疗的氢化可的松外，皮质类固醇治疗过程中减少血液中水杨酸的浓度，并且由于皮质类固醇增加水杨酸的消除，在停止使用皮质类固醇治疗后会增加水杨酸过量的风险）、ACEI（与高剂量阿司匹林合用，通过抑制前列腺素合成而降低肾小球滤过）、丙戊酸（与血浆蛋白竞争结合而增加丙戊酸的毒性）、乙醇（由于阿司匹林和乙醇的累加效应，增加对胃十二指肠黏膜的损害，并延长出血时间）。

（2）氯吡格雷片。本药是一种抗血小板药，单独或与阿司匹林合用，可预防卒中、心肌梗死或其他心脏疾病。

药物警戒：氯吡格雷在体内需要经过肝药酶 CYP2C19 代谢后才能活化为有效活性产物，CYP2C19 慢代谢患者服用常规剂量的氯吡格雷，经肝脏代谢活化的有效成分减少，抗血小板疗效也会降低。与正常代谢者相比，CYP2C19 慢代谢患者服用常规剂量的氯吡格雷治疗急性冠脉综合征或行经皮冠状动脉介入术，心血管事件的发生率更高。CYP2C19基因型检测可用于指导氯吡格雷的治疗（但临床意义不大），对慢代谢患者可考虑更换治疗药品或方案。

治疗前评估禁忌证：①对活性物质或本品任一成分过敏；②严重的肝脏损害；③活动性病理性出血，如消化性溃疡或颅内出血。

氯吡格雷作为前体药物，需要经过两步代谢后才能转化为活性形式发挥作用。然而，约有1/3的患者是氯吡格雷中、慢代谢型，对前体药物的转化能力不足，影响其疗效。

即使对于快代谢型的患者，氯吡格雷与特定药物（如奥美拉唑）同时服用时，由于竞争性抑制作用，其疗效也在一定程度上受到影响；由于氯吡格雷代谢过程复杂，起效时间在2小时以上，因而在紧急情况下无法满足临床需求。此外，作为不可逆 P_2Y_{12} 受体抑制剂，氯吡格雷对血小板的抑制作用不可逆，当患者出现紧急出血事件时，无法迅速终止其药理作用。因此，对于出血高危的患者，氯吡格雷可能并不是较好的选择。各指南也指出，氯吡格雷在ACS患者中应用的推荐顺序低于新型 P_2Y_{12} 受体抑制剂。

A. 药物不良反应监护：服用抗凝血药最常见的副作用是出血，因此服药患者应留意与出血有关症状。其他常见的不良反应包括冠状动脉支架血栓形成、固定型药疹、重症多形红斑、结肠炎、消化道出血（与阿司匹林合用时较多发生）、粒细胞缺乏症。

严重的不良反应包括大出血、全血细胞减少、血栓性血小板减少性紫癜、肝炎、肝毒性、肝衰竭、硬膜外血肿、颅内出血、眼内出血、间质性肺炎、非心源性肺水肿、呼吸道出血及停药后反跳等。

B. 有临床意义的药物相互作用。①避免合用的药物：奥美拉唑、艾司奥美拉唑镁肠溶片可使本品疗效降低，避免合用。使用氯吡格雷期间须抑酸治疗，可换用其他对CYP2C19抑制作用较小的药品，如泮托拉唑、兰索拉唑、艾普拉唑。可使本药临床疗效降低的抑制CYP2C19的其他药物包括西咪替丁、噻氯匹定、伏立康唑、酮康唑、氟康唑、环丙沙星、卡马西平、奥卡西平、氟伏沙明、氟西汀、氯霉素，应避免与这些药物合用。②应谨慎使用的药物：可使本品临床疗效降低、血栓风险增加的药品，包括氨氯地平、硝苯地平、尼莫地平、尼卡地平、尼索地平、非洛地平、地尔硫䓬、维拉帕米。与这些药品合用时须谨慎，并定期监测抗血小板效果。③合用可使出血风险增加的药物：NSAIDs、抗凝药、文拉法辛、舍曲林、帕罗西汀、西酞普兰、艾司西酞普汀、度洛西汀、依替巴肽、阿替普酶、西洛他唑、双嘧达莫、月见草油、姜黄素、辣椒素、银杏叶、大蒜、丹参等。本品与这些药品合用时须监测有无出血表现。④合用可使血栓风险增加的药物：雷贝拉唑。

4. 抗骨质疏松症药物

（1）双膦酸盐类药物。总体安全性较好，但以下几点值得关注。①胃肠道不良反应：口服双膦酸盐类药物后少数患者可能发生轻度胃肠道反应，包括上腹疼痛、反酸等症状。故除严格按说明书提示的方法服用外，有活动性胃及十二指肠溃疡、反流性食管炎、功能性食管活动障碍者慎用。若存在肠吸收不良，可能影响双膦酸盐的吸收。②一过性"流感样"症状：首次口服或静脉输注氮双膦酸盐类药物可出现一过性发热、骨痛和肌痛等类流感样不良反应，多在用药 3 日内明显缓解，症状明显者可用 NSAIDs 或其他解热镇痛药对症治疗。③肾脏毒性：进入血液的双膦酸盐类药物约 60% 以原型从肾脏排泄，对于肾功能异常的患者，应慎用此类药物或酌情减少药物剂量。特别是静脉输注的双膦酸盐类药物，每次给药前应检测肾功能，Ccr < 35 mL/min 者禁用。尽可能使患者水化，唑来膦酸静脉输注的时间应不少于 15 分钟，伊班膦酸钠静脉输注时间不少于 2 小时。④下颌骨坏死：双膦酸盐相关的下颌骨坏死罕见。下颌骨坏死主要见于使用静脉注射双膦酸盐的肿瘤患者，发生率为 1%～15%。而在骨质疏松症患者中，下颌骨坏死发病率仅为 0.001%～0.010%，略高于正常人群（< 0.001%）。对患有严重口腔疾病或需要接受牙科手术的患者，不建议使用该类药物。降低下颌骨坏死发生风险的措施：在开始抗骨吸收治疗前完成必要的口腔手术，在口腔手术前后使用抗生素，采用抗菌漱口液，拔牙后正确闭合创面，保持良好的口腔卫生。对存在下颌骨坏死高风险患者（如伴有糖尿病、牙周病、使用糖皮质激素、免疫缺陷、吸烟等）需要复杂侵入性口腔手术时，建议暂停双膦酸盐治疗 3～6 个月后，再实施口腔手术，术后 3 个月若无口腔特殊情况，可恢复使用双膦酸盐。⑤非典型股骨骨折：即在低暴力下发生在股骨小转子以下到股骨髁上之间的骨折，非典型股骨骨折可能与长期应用双膦酸盐类药物有关。对于长期（3 年以上）使用双膦酸盐患者，一旦出现大腿或者腹股沟部位疼痛，应进行双股骨 X 线摄片检查，明确是否存在非典型股骨骨折，MRI 或核素骨扫描均有助于非典型股骨骨折的确诊。长期使用双膦酸盐的患者中（通常治疗时间在 3 年以上，中位治疗时间为 7 年），非典型股骨骨折风险轻微增加，停用双膦酸盐以后，风险随之下降。非典型股骨骨折在使用双膦酸盐患者中绝对风险非常低，一旦发生非典型股骨骨折，应立即停止使用双膦酸盐等抗骨吸收药物。

常用药物：阿仑膦酸钠片。

治疗前评估禁忌证：严禁用于导致食管排空延迟的食管动力障碍，如狭窄或迟缓不能、不能站立或坐直至少 30 分钟者；对本药和其他双膦酸盐成分过敏者、低钙血症、骨软化症；严重肾功能不全（本药主要经肾排泄，Ccr < 35 mL/min 者，不推荐）。

谨慎使用：活动性消化性溃疡、食管炎患者慎用。

药物相互作用：①与食物、牛奶同服会干扰本药的吸收。②含铝、钙、铁、镁的化合物，以及抗酸药、矿物质添加剂、钙补充剂和某些渗透性导泻剂能干扰本品的吸收，因此必须等待至少半小时才可使用其他药物。③与 NSAIDs 联用会增加消化道及肾脏不良反应的发生率。④与氨基糖苷类药物联用可能加重低钙血症。

注意事项：开始使用本药治疗前，必须纠正钙代谢和矿物质代谢紊乱、维生素 D 缺乏及低钙血症。

（2）降钙素类药物。降钙素是一种钙调节激素，能抑制破骨细胞的生物活性，减少破骨细胞数量，减少骨量丢失并增加骨量。降钙素类药物的另一突出特点是能明显缓解骨痛，对 OP 及其骨折引起的骨痛有效。目前应用于临床的降钙素类制剂有 2 种：鳗鱼降钙素类似物和鲑鱼降钙素。降钙素类药物总体安全性良好，少数患者使用后出现面部潮红、恶心等不良反应，偶有过敏现象，可按照药品说明书的要求，确定是否需要做过敏试验。降钙素类制剂应用疗程要视病情及患者的其他条件而定。2012 年，欧洲药品管理局人用药品机构委员会通过 Meta 分析发现，长期（6 个月或更长时间）使用鲑鱼降钙素口服或鼻喷剂型与恶性肿瘤风险轻微增加相关，但无法肯定该药物与恶性肿瘤间的确切关系。鉴于鼻喷剂型鲑鱼降钙素具有潜在增加肿瘤风险的可能，鲑鱼降钙素连续使用时间一般不超过 3 个月。

常用药物：鲑鱼降钙素鼻喷剂。

治疗前评估禁忌证：已知对鲑鱼降钙素过敏者、妊娠期妇女、哺乳期妇女、14 岁以下儿童。

注意事项：①过敏体质者、有支气管哮喘或病史者、肝功能异常者慎用。②动物来源的降钙素，可能引起过敏反应。治疗过程中若出现耳鸣、眩晕、哮喘和便意等应停用。③变形性骨炎及有骨折史的慢性疾病患者，应根据血清碱性磷酸酶及尿羟脯氨酸排出量决定停药或继续治疗。④本品大剂量用于短期治疗时，少数患者易发生继发性甲状旁腺功能低下。⑤2012 年 7 月，欧洲药品管理局认为降钙素长期治疗的益处未超过其风险。FDA 同样认为降钙素作为骨质疏松治疗药物的潜在益处未超过其风险，若须使用，使用时间一般为 3 个月，限制在 6 个月以内和间断重复使用。

不良反应：①可出现恶心、呕吐、头晕、轻度的面部潮红伴发热感。这些不良反应常常自发性地消退，仅极少数病例须暂时性减少剂量。②在罕见的病例中，可导致过敏反应，包括局部反应或全身性皮肤反应，个别患者可出现心动过速、低血压和虚脱。③其他不良反应有皮疹、腹痛、头痛、发冷、胸压迫感、虚弱、头昏、鼻塞、气短、眼痛、尿频、下肢水肿等。应警惕由低血钙造成的四肢抽搐现象。④在动物实验中，对大鼠进行大剂量皮下注射 1 年后，可见垂体肿瘤发生率增加，故不得长期用药。⑤长期用药亦可见药物失效，即出现"脱逸"现象，这可能是药物的受体结合部位饱和所致，与抗体的产生无关。停止用药后，降钙素的治疗反应可恢复。

四、用药教育

用药教育可以促进用药依从性。

1. 降血压药物

（1）依据血压类型选择给药时间。人体血压类型可分为杓型、非杓型、反杓型、深杓型等。约 80% 的患者具有血压"晨峰"现象，一般情况下，人从早晨起收缩压迅速升高 20～50 mmHg，舒张压升高 10～15 mmHg，在 8—10 时达峰，而晚上则开始降低，于睡眠时降至低谷，至次日凌晨 2—3 时最低，即"一峰一谷"，血压由日间峰值降低 10%～20%，称为杓型高血压。有些患者血压在 8—10 时、14—16 时各出现 1 次高峰，于夜间降至低谷，即"双峰一谷"。在血压峰前给药以控制血压最为有效，对杓型或深杓型患者可选择清晨服药，对"双峰一谷"者可在下午补服一次短效的抗高血压药。而少部分患者（约 10%）由于动脉硬化、左心功能不全等，血压昼夜节律异常，夜间血压降低小于 10% 或大于日间血压 20%，血压曲线呈非杓型曲线，称为非杓型高血压。非杓型高血压患者左心肥厚和心血管事件的发生风险可能增加，非杓型高血压对靶器官的损伤程度高于杓型高血压，对非杓型高血压患者可选择睡前给药。

高血压合并糖尿病患者血压节律多为非杓型甚至反杓型，存在夜间高血压或血压晨峰，建议选用长效降压药，必要时睡前服一种降压药有助于控制夜间高血压，抑制血压晨峰。有时仅须改变服药时间，如将 ARB 改为晚上服用以控制夜间或晨起高血压，尤其适用于高血压合并糖尿病、高血压合并 CKD 或高血压合并肥胖等患者。

（2）很多因素会影响血压，最常见的影响因素包括：①骤然停药会导致血压出现升高或降低等不稳定情况。较大幅度的起伏，将会引起心、脑、肾发生严重的并发症（如脑出血等），出现血压下降。②高血压患者在突然用力时，可能会因为血管收缩、精神紧张导致血压骤升，严重者可发生脑出血。③精神紧张、情绪波动大，都可使人体内分泌功能紊乱，引起血管收缩，导致血压骤然升高。④排大便困难时用力屏气可导致腹部压力增大，血压骤升。⑤性生活时由于情绪高涨、心跳加快，血压也会有明显的升高。⑥长时间趴在床上可能因腹部受压和肌肉收缩，易引起血压骤升而发生心脑血管意外。⑦穿高领衣衫或紧扣领扣，长时间压迫颈部静脉，造成脑供血不足，脑细胞缺血缺氧，使血压升高。⑧季节更替和服用存在相互作用的药物（如非甾体抗炎药、促红细胞生成素注射液、部分抗肿瘤免疫抑制剂、麻黄碱类等）。⑨老年高血压患者血压波动大。⑩部分高血压患者因靶器官损害和并发临床症状、疾病的改变（如肾结石），或因季节因素需要调整抗高血压药物种类和剂量。

（3）部分长期服用降压药的高血压患者担心药物的副作用，血压达标后就降低剂量或者停药。高血压一旦确诊，很多患者需要终身服用药物以控制血压。一旦停药或减量，血压往往会反弹。高血压患者在维持血压于目标水平至少 1 年以上的时间，并且坚持进行限盐、运动及控制体重等措施的情况下，可以在咨询医生后，谨慎酌情减少降压药的种类和用量。用药种类较多或剂量较大者，应该分阶段逐渐减量，以防止血压反弹。对于轻度高血压且应用小剂量单一药物控制血压患者，才有可能减量直至停用降压药。但是，减量及停药应谨慎进行。

2. 降血糖药物

（1）磺酰脲类和非磺酰脲类促胰岛素分泌剂普通片：餐前口服效果较好，但若出现胃肠道反应，可改在进餐时服药最好。用药期间应根据血糖水平及时调整药物剂量。

（2）二甲双胍普通片：为减少二甲双胍的胃肠道反应如恶心、腹泻，可在餐中或餐后立即服用，2～3 周可达到降糖疗效。服药期间避免服用碱性溶液或饮料，避免饮酒。

（3）阿卡波糖：应与第一口饭一起嚼服或用餐前 10 分钟口服。该药应从小剂量开始服用，开始服药期间腹胀较严重，可先从小剂量开始，以后再逐渐增加用量。

（4）噻唑烷二酮类：服药时间与进餐无关。开始服用该药前应先检查肝功能，用药期间要定期监测肝功能、血糖和糖化血红蛋白。

（5）二肽基肽酶－4 抑制剂：服药时间不受进餐影响。轻度肝、肾功能不全的患者无须调整剂量。

（6）非磺酰脲类促胰岛素分泌剂能诱发胰岛素分泌，降糖作用快，其快速释放又快速关闭，对餐时、餐后血糖有显著控制作用。餐前空腹口服瑞格列奈 1～4 mg 或初始时每次 0.5～1 mg；那格列奈 60～120 mg tid，主餐前半小时或餐前即服。

（7）单纯的餐后血糖高，而空腹和餐前血糖不高，则首选 α－葡萄糖苷酶抑制剂；

以餐后血糖高为主，伴餐前血糖轻度升高，应首选胰岛素增敏剂；空腹、餐前血糖高，不管是否有餐后血糖高都应考虑选用磺脲类、双胍类或胰岛素增敏剂。对 2 型糖尿病患者在餐后出现高血糖者，或 1 型糖尿病患者与胰岛素联合应用，以控制餐后血糖，可选 α - 葡萄糖苷酶抑制剂阿卡波糖。对葡萄糖苷酶有高度亲和性，能延缓肠内的双糖、低聚糖和多糖的释放，使餐后的血糖水平上升延迟或减弱，拉平昼夜血糖曲线，适用于老年人，初始剂量为每次 25 ～ 50 mg tid，随餐中第一口食物吞服，后视血糖控制情况而增加至每次 100 ～ 200 mg tid，最大剂量为每日 600 mg。

（8）使用口服降糖药物的患者可以每周监测 2 ～ 4 次空腹或餐后血糖，或者在就诊的前一周内连续监测 3 日，每日监测 7 个时间点的血糖（早餐前后、午餐前后、晚餐前后和睡前）。对于采用生活方式干预的患者可以根据需要有目的地进行血糖监测，了解饮食控制和运动对血糖的影响，进而调整饮食和运动。

（9）胰岛素使用注意事项。

A. 胰岛素笔的使用：若混合使用 2 种剂型（短效与中、长效胰岛素），应该先抽取短效胰岛素，然后再抽取混悬的中、长效胰岛素（使用中、长效胰岛素之前，应在常温下，将瓶放置于双手掌心轻轻滚转，直至该胰岛素呈均匀混悬液，严禁剧烈震荡）。务必每次注射后立即卸下针头，不可带针头保存产品。胰岛素笔能随身携带，对于糖尿病合并视力下降者可通过听笔的转动响声来调整剂量。

B. 注射部位：皮下注射是胰岛素注射的常用方式，主要部位有上臂、大腿、腹部及臀部。不同部位的药物吸收速度不一样，腹部吸收最快，上臂和大腿吸收速度中等，臀部吸收最慢。每次的注射点之间应相距 2.5 cm，尽量不要在 1 个月内重复使用同 1 个注射点，因重复多次注射同一部位，易引起局部反应，形成皮下脂肪硬结，影响胰岛素的吸收，可造成白天高血糖、夜间低血糖现象。

C. 保存方法：未使用的胰岛素应该冷藏，避免放置在冰箱后部；胰岛素制剂严禁冰冻，在 2 ～ 8 ℃ 下可保存 2 年；正在使用的胰岛素要室温保存，避免日晒和冷冻，不必放入冰箱，这样胰岛素更稳定，更容易混匀，在室温（20 ～ 30 ℃）下胰岛素可保存 30 日。如果外出旅行，可以将胰岛素装在保温箱里，应随身携带，千万不能随行李托运，避免低温和剧烈震荡。

（10）升高血糖的药物：一些影响糖代谢的药物可引起一过性的血糖升高，停药后血糖会很快恢复正常。因此，对糖尿病患者应慎用升高血糖的药物，尽量规避。①肾上腺糖皮质激素：可调节糖代谢，在中、长期应用时可出现高血糖。②甲状腺激素：左甲状腺素钠、碘塞罗宁钠可使胰岛素水平下降，糖尿病患者服用后宜适当增加胰岛素和口服降糖药剂量。③利尿剂：可抑制胰岛素释放，使糖耐量降低、血糖升高或尿糖阳性，如呋塞米、氢氯噻嗪。④氟喹诺酮类：已有报告经加替沙星治疗的老年患者血糖显著异常。低血糖一般出现在用药早期（3 日内），高血糖多在用药数日（3 日）后。这些发生低血糖的患者大多为口服降糖药的老年糖尿病患者。发生高血糖的患者也是老年人，但均不是糖尿病患者。⑤非甾体抗炎药：阿司匹林、吲哚美辛、阿西美辛等偶可引起高血糖。⑥抗精神病药：氯氮平、奥氮平、喹硫平、阿立哌唑、利培酮、氯丙嗪、三氟拉嗪等可引起葡萄糖调节功能异常，包括诱发糖尿病、加重原有糖尿病和导致糖尿病酮症酸中毒。⑦抗肿瘤药：曲妥珠单抗、利妥昔单抗可引起高血糖。

（11）低血糖：降糖药物使用不当、未定时定量进餐、运动量增加等均可导致低血糖的发生。低血糖的临床表现有出汗、心悸、焦虑、饥饿感、头晕、双手发抖、下肢无力或全身无力、怕冷、昏迷等。发生低血糖后要紧急自救，可以立即喝糖水或吃糖、巧克力、甜点心等。阿卡波糖可使蔗糖分解为果糖和葡萄糖的速度更加缓慢，如果发生急性的低血糖，不宜使用蔗糖，而应使用葡萄糖纠正低血糖反应。一般可在进食后 15 分钟缓解，如果不能缓解，可再吃上述食物并及时到医院输注葡萄糖。为防止意外发生，应及时纠正低血糖。糖尿病患者日常出行中应随身携带糖块和急救卡，以在发生低血糖时使用。

低血糖的诊断标准：对非糖尿病患者来说，低血糖症的诊断标准为血糖 <2.8 mmol/L。而接受药物治疗的糖尿病患者，只要血糖水平≤3.9 mmol/L 就属低血糖范畴。

可引起低血糖的降糖药物为胰岛素、磺脲类和非磺脲类促胰岛素分泌剂，空腹饮酒亦可引起低血糖。其他种类的降糖药（如二甲双胍、α-葡萄糖苷酶抑制剂、TZDs）单独使用时一般不会导致低血糖。应用二肽基肽酶-4 抑制剂、GLP-1 受体激动剂和SGLT-2 抑制剂引起的低血糖风险较小。

3. 阿仑膦酸钠片

（1）服用方法：①请在早晨起床后、进餐前或饮用任何饮料（水除外）前服用本药。②将整粒药片用至少 200 mL 白开水送服，不要咀嚼或吮吸药片，请勿用矿泉水、咖啡、茶、汽水、果汁或任何其他饮料送服，请勿嚼或含化药片。③服药后半小时内不能进食或服用其他药品（含钙制剂）。④服药时请坐立或站立。不要在睡前服药。⑤服用该药半小时内和进食之前，请不要躺下。

（2）起效时间和维持时间。初始药物作用时间：预防骨质疏松、绝经期后女性，口服 1 个月。药物作用维持时间：口服停药后，药物作用可维持 12～30 周。

（3）用药后可能出现的不适症状：①本品耐受性良好，少数患者可见胃肠道反应，如腹痛、腹泻、恶心、便秘、消化不良，若不按规定方法服用，严重者可有食管溃疡，偶有头痛、骨骼肌疼痛、血钙降低、短暂白细胞升高、尿红细胞及白细胞升高，罕见皮疹或红斑。②和其他双膦酸盐一样，本品可能对上消化道黏膜产生局部刺激。已报道的食管不良反应有食管炎、食管溃疡和食管糜烂，罕有食管狭窄和穿孔的报道。③血清钙和磷呈轻度且短暂的下降，无临床症状。

4. 鲑鱼降钙素鼻喷剂

（1）使用方法（不同生产商的产品有微差异）：无论何时若喷药嘴阻塞，请用力按压驱动装置以排除阻塞，但不能用针或其他尖锐的物体来排除阻塞或拆开装置，因为这样可能会损坏喷药装置。

A. 取下瓶盖。

B. 初次使用时，手持鼻喷剂瓶，用力按压瓶帽，至出现"咔嗒"声，然后放松，重复操作 3 次，有至瓶帽缺口计数窗显示绿色，表示鼻喷剂瓶已准备好可使用了。

C. 将头略向前倾，将鼻喷剂瓶口插入一侧鼻孔，确保瓶口与鼻腔成直线，以便鼻喷剂充分扩散。按压瓶帽 1 次，然后松开，瓶帽缺口计数窗显示"1"。

D. 喷药 1 个剂量后，用鼻子深吸气几次，以免药液流出鼻孔。不要立即用鼻孔呼气。

E. 如果 1 次用药为 2 喷，在另一侧鼻孔重复操作 1 次。

F. 每次用完后应盖好瓶盖以免瓶口阻塞。

G. 喷药 16 次后，瓶帽缺口计数窗显示红色标记，按压瓶帽会感到有明显阻力，表明该瓶已使用完毕，虽有小部分药液（技术余量）残留，也不应继续使用。

（2）起效时间和维持时间：由药物骨质溶解或骨质减少引起的骨痛，可能需要治疗数日，药物才能完全发挥止痛作用。

（3）安全性方面：监测血钙，警惕低钙血症的风险，鼻腔（鼻黏膜、鼻甲、鼻中隔黏膜血管）检查，定期检测尿沉渣。

（4）如何保存药品：为了长期保存，鲑鱼降钙素鼻喷剂瓶应置于冰箱内（2～8 ℃），不得冷冻。鼻喷剂瓶一旦开启使用，必须直立放置于室温条件下（不超过 25 ℃），最长可使用 4 周。

五、综合评估分析及结论

1. 药物用法用量、有临床意义的相互作用和使用禁忌证评估

二甲双胍在肾功能受损中度（3b 期）和严重肾功能衰竭或肾功能不全〔Ccr < 45 mL/min 或 eGFR < 45 mL/(min·1.73 m^2)〕的患者不推荐使用。

阿卡波糖在严重肾功能损害（Ccr < 25 mL/min）的患者不推荐使用，患者须慎重选用。

2.《Beers 标准》和《STOPP 标准》

符合要求。

3.《START 标准》评估

药物治疗不足，患者重度骨质疏松并且长期居家，没有接受骨化三醇等治疗。

4. 相关诊疗规范

基本符合要求。重度骨质疏松除接受钙制剂、维生素 D 制剂等基础营养剂治疗外，还须接受骨吸收抑制剂治疗。

5. 结论

本案例患者女性，年龄超过 86 岁，基本生活活动能力量化评估得分 30 分，重度依赖他人照护，患有高血压并脑卒中、冠心病、糖尿病、CKD 3b 期和重度骨质疏松症 6 种慢性疾病，目前使用 8 种药物控制高血压及并发疾病、糖尿病等。重度骨质疏松症没有使用药物治疗。使用多种方法评估分析发现，二甲双胍对于该患者不推荐使用，阿卡波糖慎重选用，重度骨质疏松症的药物治疗不足。

本案例实为一寻常案例，选择其进行用药评估，是因为患者伴发慢性疾病种类较全，须多重用药，便于展开思路，抛砖引玉，能较好地说明思考方向。

附录　家庭病床常用药物

一、抗乙型肝炎病毒药物

药物	Beers 2019/ STOPP 2014 PIM	具临床意义的常见的 药物相互作用	使用注意事项
恩替卡韦	—	（1）恩替卡韦不是CYP450 酶系统的底物、抑制剂或诱导剂。（2）同时服用恩替卡韦与拉米夫定、阿德福韦、替诺福韦不会引起明显的药物相互作用	（1）应空腹（餐前或餐后至少2 h）服用。（2）本品属鸟嘌呤核苷类似物，可与其他类抗乙肝病毒药联合使用。（3）肾功能不全患者应调整用药剂量。肝功能不全患者无须调节给药剂量

二、解热镇痛抗炎药

药物	Beers 2019/ STOPP 2014 PIM	具临床意义的常见的 药物相互作用	使用注意事项
对乙酰氨基酚	—	感冒药经常含有对乙酰氨基酚，注意勿重复给药。成人摄入 150 mg/kg 或总量超 7.5 g 可致中毒	（1）服用本品期间不得饮酒或含有酒精的饮料。（2）禁忌证：孕妇及哺乳期妇女、严重肝功能和肾功能不全者

续表

药物	Beers 2019/STOPP 2014 PIM	具临床意义的常见的药物相互作用	使用注意事项
塞来昔布	（1）NSAIDs（选择性 COX-2 抑制剂，口服和注射制剂）用于 CKD 4 期以上或终末期（Ccr < 30 mL/min）患者时，可以增加急性肾损伤和肾功能进一步衰退的风险，使用塞来昔布替代。 （2）对于有症状的心力衰竭患者，建议避免服用 COX-2 抑制剂塞来昔布和其他 NSAIDs；非二氢吡啶类钙通道阻滞剂（如地尔硫䓬、维拉帕米、噻唑烷二酮类、西洛他唑等）具潜在促进体液潴留并加剧心脏衰竭风险	（1）环孢菌素，增加环孢素肾功能异常，应加强监测。若有必要换用低剂量 NSAIDs，如双氯芬酸钠。 （2）低分子肝素，增加出血风险，但不能完全由部分凝血酶原时间来反映。也可以换用对乙酰氨基酚或麻醉性镇痛药。 （3）文拉法辛、度洛西汀、氯吡格雷、银杏叶制剂、利伐沙班、阿加曲班、肝素、西洛他唑、厄洛替尼，增加出血风险。 （4）他克莫司，避免合用，尤其肝功能异常者。 （5）氨甲蝶呤，一般不在高剂量氨甲蝶呤前或同时使用 NSAIDs	（1）不同适应证用法不同，尽量使用最小剂量和最短时间，最好与食物或牛奶同服。吞咽困难者可打开胶囊借助工具用足够水送下，确保口腔无残留。 （2）不建议重度肝功能受损者使用。 （3）禁忌证：①已知对磺胺过敏者；②服用阿司匹林或其他 COX-2 选择性抑制剂后诱发哮喘、荨麻疹或过敏反应的患者；③冠状动脉搭桥手术围手术期疼痛的治疗；④有活动性消化道溃疡/出血的患者（本品增加出血风险）；⑤重度心力衰竭患者（在有心血管疾病及危险因素者增加严重心血管血栓事件）

三、骨质增生用药

药物	Beers 2019/STOPP 2014 PIM	具临床意义的常见的药物相互作用	使用注意事项
氨基葡萄糖	—	（1）与依托泊苷、替尼泊苷合用，致抗肿瘤作用下降，应避免合用。 （2）增强华法林作用，应监测 INR	（1）0.25～0.5 g tid，或 1.5 g qd，饭时或饭后服用，6 周为 1 个疗程或根据需要延长。每年重复治疗 2～3 次。 （2）以氨基单糖形式作用于关节软骨，对葡萄糖代谢无影响。 （3）《骨关节炎诊疗指南（2018 年版）》指出该类药物对 OA 的治疗结局尚存争论，不能延缓 OA 进展，可选择性使用

四、免疫抑制药

药物	Beers 2019/ STOPP 2014 PIM	具临床意义的常见的 药物相互作用	使用注意事项
氨甲蝶呤（小剂量）	—	（1）乙醇等对肝脏有损害的药物，可增加肝脏的毒性。 （2）本品可引起血尿酸水平升高，对于痛风或高尿酸血症患者应相应增加别嘌呤醇等药剂量。 （3）本品可增加抗凝血作用，与其他抗凝药同用时宜谨慎。 （4）与磺胺类药物同用后，因与蛋白质结合的竞争，可能会引起本品血清浓度的增高而导致毒性反应的出现。 （5）与弱有机酸和水杨酸盐等同用，可抑制本品的肾排泄而导致血清药物浓度增高。 （6）氨苯蝶啶、乙胺嘧啶等药物均有抗叶酸作用，若与本品同用，可增加其毒副作用	（1）用于类风湿病时，首次口服常为 $5 \sim 7.5$ mg（$2 \sim 3$ 片）/q7d，午饭后 $15 \sim 30$ min；如果疗效好且耐受，可每 $2 \sim 4$ 周增加 2.5 mg（1 片），最大剂量为 $15 \sim 20$ mg/q7d。最好每周固定时间服用。 （2）联合至少每周 5 mg 叶酸口服，在服用氨甲蝶呤后次日服用。 （3）长期服用会导致白细胞和血小板减少、肝功能损害等。 （4）禁忌证：全身极度衰竭、恶病质或并发感染，以及心、肺、肝、肾功能不全，白细胞低于 3.5×10^9/L 或血小板低于 50×10^9/L 时
雷公藤多苷	—	—	（1）$1.0 \sim 1.5$ mg/kg tid，饭后服。 （2）儿童、育龄期有孕育要求者、孕妇和哺乳期妇女禁用。 （3）心肝肾功能不全者禁用。 （4）严重贫血及白细胞、血小板降低者禁用。 （5）胃、十二指肠溃疡病活动期患者禁用。

五、抗痛风药

药物	Beers 2019/ STOPP 2014 PIM	具临床意义的常见的 药物相互作用	使用注意事项
苯溴马隆	—	—	（1）适用于单纯原发性高尿酸血症及非发作期痛风性关节炎。50～100 mg qd，早餐后服用。 （2）不能在痛风急性发作期服用，治疗期间须大量饮水以增加尿量（治疗初期饮水量不得少于每日 1.5～2.0 L）。 （3）禁忌证：中至重度肾功能损害者（Ccr < 20 mL/min）及患有肾结石的患者，孕妇，有可能怀孕的妇女及哺乳期妇女
非布司他	—	（1）与硫唑嘌呤、巯嘌呤合用，增加硫唑嘌呤、巯嘌呤血药浓度，增加中毒风险。 （2）重要：与茶碱合用增加茶碱血药浓度	（1）用于治疗有痛风症状的高尿酸血症患者时，推荐本品剂量为 40 mg 或 80 mg qd。 （2）轻或中度肝、肾功能损伤患者服用本品时不必调整剂量。推荐本品的起始剂量为 40 mg qd。 （3）孕妇、哺乳期妇女及 18 岁以下儿童患者慎用。 （4）痛风急性期不推荐使用

六、抗癫痫药

药物	Beers 2019/ STOPP 2014 PIM	具临床意义的常见的 药物相互作用	使用注意事项
丙戊酸	有跌倒或骨折史患者，可能引起共济失调、精神运动功能受损、晕厥、额外的跌倒	（1）重要：如有必要，监测血药；与拉莫三嗪、华法林、5-HT 合用，会增强这些药品效果，应进行监测。 （2）中等：合用苯妥英、利福平、卡马西平、托吡酯，相互之间有影响	（1）有丙戊酸钠、丙戊酸镁片 2 种，及其缓释片；缓释片应整片服用，可沿划痕掰开。 （2）禁忌证：白细胞减少与严重肝脏疾病者（使用后前 6 个月监测肝功能）、胰腺炎患者、孕妇、6 岁以下儿童。哺乳期妇女使用该药期间应停止哺乳

续表

药物	Beers 2019/ STOPP 2014 PIM	具临床意义的常见的药物相互作用	使用注意事项
托吡酯	—	（1）与二甲双胍合用，可增加代谢性酸中毒风险。 （2）硝苯地平可降低血压；西酞普兰，西酞普兰剂量 < 20 mg/d，持续性 QT 间期 > 500 ms 者停止使用西酞普兰。 （3）卡马西平致托吡酯血药降低；氢氯噻嗪致托吡酯血药浓度升高；与苯妥英钠合用，二者血药均发生变化。 （4）与丙戊酸钠合用，二者血药浓度均降低，应监测癫痫发作情况及高血氨症脑病等	（1）用于特定类型癫痫发作，以及成人偏头痛。可与其他抗癫痫药合用，但不能随意停用其他抗癫痫药。服药期间须多饮水，防止药物致肾脏出现问题。 （2）不随意停药，本品可引起嗜睡。 （3）转用托吡酯单药治疗时，一般应缓慢撤药，建议每 2 周约减掉 1/3 的药量。 （4）肾功能受损的患者［eGFR < 70 mL/（min・1.73 m²）］，剂量减半

七、催眠药

药物	Beers 2019/ STOPP 2014 PIM	具临床意义的常见的药物相互作用	使用注意事项
唑吡坦	（1）在老年人会增加认知功能障碍、谵妄、跌倒、骨折和机动车辆事故风险。 （2）避免联用 3 种或更多中枢神经系统效应药物，减少中枢神经系统药物的数量	重要：避免饮酒	（1）用于睡眠障碍短期治疗，睡前服用，用药后应马上睡觉。 （2）禁忌证：严重呼吸功能不全、严重的睡眠呼吸暂停综合征、急性或慢性肝功能不全（有肝性脑病风险）、肌无力

八、抗帕金森病药

药物	Beers 2019/ STOPP 2014 PIM	具临床意义的常见的 药物相互作用	使用注意事项
左旋多巴和脱氧酶抑制剂	—	（1）禁忌证：①禁止与非选择性单胺氧化酶抑制剂（如苯乙肼、苯环丙胺等）合用，但选择性 B 型单胺氧化酶抑制剂（如司来吉兰和雷沙吉兰）和选择性 A 型单胺氧化酶抑制剂（如吗氯贝胺）在停药 2 周后可使用左旋多巴。②利奈唑胺可导致严重高血压，利奈唑胺停药 2 周后方可使用本品。（2）不可与拟交感神经类药物（如兴奋交感神经系统的肾上腺素、去甲肾上腺素、异丙肾上腺素或苯丙胺等）同时使用。异烟肼，加重帕金森症状。（3）氟哌啶醇、苯妥英、铁制剂，减少左旋多巴吸收。（4）可与其他抗帕金森病药物（如抗胆碱能药物、金刚烷胺、多巴胺受体激动剂等）联用	（1）有多种组合，多巴丝肼片（左旋多巴 + 苄丝肼），复方卡比多巴片（卡比多巴 + 左旋多巴），控释片可沿划痕掰开；可改变尿液颜色。（2）可服用低剂量维生素 B_6。（3）不可骤然停药。（4）可引起嗜睡或突然睡眠发作。（5）同时进食高蛋白膳食会使药效下降，须间隔 1 h 以上。（6）禁用于内分泌、肾脏（透析者除外）、肝功能代偿失调、心脏病、精神病、闭角型青光眼患者，25 岁以下的患者（必须是骨骼发育完全的患者），妊娠期及未采用有效避孕措施的有潜在妊娠可能的妇女（如哺乳期妇女）

续表

药物	Beers 2019/ STOPP 2014 PIM	具临床意义的常见的 药物相互作用	使用注意事项
吡贝地尔	—	（1）作为多巴胺能激动剂（刺激多巴胺受体和大脑多巴胺能通路），与精神安定类药品之间存在着拮抗作用，当服用安定类药物出现锥体外系症状时，非帕金森病患者不应使用多巴胺能激动剂治疗，而应当使用抗胆碱能药物。（2）多巴胺能激动剂和安定类精神药品之间存在着拮抗作用，应使用没有锥体外系作用的止吐药如多潘立酮。（3）不适宜的联合用药：如果正在使用多巴胺能激动剂治疗的帕金森患者必须要使用安定类精神药，多巴胺能激动剂必须逐渐减少用量直到完全停药（多巴胺能药物突然停药有可能导致恶性安定类精神药物综合征的发生）	（1）仅限于老年患者。剂量必须逐渐增加，每3日增加1片。药片应于进餐结束时服用，用半杯水吞服，不要咀嚼。（2）正在进行治疗的患者有出现昏睡和突然进入睡眠状态的情况，特别是帕金森患者。曾经出现过昏睡或突然入睡的患者不可驾驶车辆或进行机器操作。应当考虑减少用药剂量或退出治疗。（3）禁忌证：对本品中任何成分过敏者、心血管性休克、心肌梗死急性期
普拉克索	—	—	（1）选择性作用于多巴胺 D3 受体。可明显减少帕金森病静息时的震颤。（2）肾功能不全者慎用。（3）可引起"睡眠发作"，因此开车和机械操作者使用时应特别注意

九、抗精神病药

药物	Beers 2019/ STOPP 2014 PIM	具临床意义的常见的 药物相互作用	使用注意事项
氟哌噻吨美利曲辛片	（1）避免在有谵妄或处于谵妄高风险老年患者中使用，因为本品可诱导或加重谵妄。 （2）避免对存在行为问题的痴呆或精神错乱老年患者使用抗精神病药物，除非非药物疗法（如行为干预）无效或者患者对自己或他人造成显著威胁、伤害。 （3）抗精神病药物与阿尔茨海默病患者的脑血管意外（中风）和死亡风险相关联。 （4）具跌倒或骨折史者，可能引起共济失调、精神运动功能受损、晕厥、额外的跌倒。 （5）可能会加剧或引起抗利尿激素分泌或低钠综合征。 （6）避免联用 3 种或更多中枢神经系统效应药物，应减少中枢神经系统药物的数量。 （7）抗精神病药物（喹硫平、氯氮平、阿哌唑嗪除外）用于帕金森病和路易体病患者，存在发生严重锥体外系症状的风险	（1）不推荐的配伍：①拟交感神经药，包括肾上腺素、去甲肾上腺素、麻黄素、异丙肾上腺素、去氧肾上腺素及苯丙醇胺（局麻药、全麻药和鼻去充血药中含有的成分）。②与单胺氧化酶抑制剂同时使用，可能导致 5-HT 综合征，包括发热、肌阵挛、僵硬、震颤、兴奋、慌乱、意识模糊及自主神经系统功能紊乱（即循环障碍）等症状。③抗胆碱药物：三环类抗抑郁药会增强此类药物在眼、中枢神经系统、肠道、膀胱的作用，可能会增加发生麻醉性肠梗阻、高热等的风险，应避免合用。 （2）降低肾上腺素能神经阻断剂（如利舍平、可乐定、甲基多巴）的抗高血压作用	（1）氟哌噻吨美利曲辛片成人通常每日早、中各服 1 片。 （2）氟哌噻吨与美利曲辛相互拮抗，使本药的抗胆碱作用较单用美利曲辛弱。 （3）本品对组胺受体具有拮抗作用，有一定镇静、抗惊厥作用。 （4）禁忌证：严重心脏疾病、未经治疗的闭角型青光眼、造血功能恶化、前列腺瘤等

续表

药物	Beers 2019/ STOPP 2014 PIM	具临床意义的常见的 药物相互作用	使用注意事项
奥氮平	（1）避免用于下列疾病状态：谵妄、痴呆或认知障碍、跌倒或骨折史、帕金森病、下泌尿道症状、良性前列腺增生。① 避免对存在行为问题的痴呆或精神错乱老年患者使用抗精神病药物，除非非药物疗法（如行为干预）无效或者患者对自己或他人造成显著威胁伤害。抗精神病药物与阿尔茨海默病患者的脑血管意外（中风）和死亡风险相关联。② 可能引起共济失调、精神运动功能受损、晕厥、额外的跌倒。③ 奥氮平作为多巴胺受体拮抗剂可潜在恶化帕金森病的症状（但是喹硫平、阿立哌唑和氯氮平不太可能引起帕金森病）。④强抗胆碱能药物，可能会降低尿流并造成尿潴留，老年男性应避免。（2）避免联用 3 种或更多中枢神经系统效应药物，减少中枢神经系统药物的数量	（1）禁忌证：甲氧氯普胺，增加锥体外系反应，应监测相关症状。（2）重要：① 与米氮平、曲马多合用，增加 5-HT 综合征风险，应监测相关症状；②氟西汀、昂丹司琼，使 QT 间期延长。（3）中等：① 丙戊酸钠，使奥氮平血药浓度下降；② 卡马西平，降低奥氮平效果；③ 与左旋多巴合用致左旋多巴作用降低	（1）可能引起嗜睡，建议起始剂量为 10 mg qd，与进食无关，服药期间避免饮酒；停用奥氮平或逐渐减量。（2）对肾脏和/或肝脏功能损害的患者应考虑使用较低的起始剂量（5 mg/d）。（3）未被批准用于治疗痴呆有关的精神病和/或行为紊乱，不推荐使用奥氮平治疗帕金森病及与多巴胺激动剂相关的精神病。（4）禁忌证：已知有窄角型青光眼危险的患者

续表

药物	Beers 2019/ STOPP 2014 PIM	具临床意义的常见的药物相互作用	使用注意事项
喹硫平	（1）未被批准用于治疗痴呆相关精神病的患者：喹硫平及其代谢物对 5-HT2 受体、D1 和 D2 受体具有亲和力。对组胺和肾上腺素能 α1 受体也有高度亲和力，而对肾上腺素能 α2 受体和 5-HT1 受体亲和力较低。喹硫平对胆碱能毒蕈碱样受体或苯二氮䓬受体基本没有亲和力。 （2）增加痴呆患者的脑血管意外（中风）和死亡风险，认知能力更大幅度下降。避免用于痴呆或精神错乱患者的行为异常问题，除非非药物治疗失败，同时患者对自己或他人造成威胁。 （3）多巴胺受体拮抗剂可潜在恶化帕金森病的症状，但是喹硫平不太可能引起帕金森病的恶化	（1）本品在与其他作用于中枢神经系统的药物或含酒精的饮料合用时应当谨慎。 （2）如果将喹硫平与苯妥英或其他肝药酶诱导剂（如巴比妥类、利福平）合用，为保持抗精神病症状的效果，应增加本品的剂量。如果停用苯妥英或卡马西平或其他肝药酶诱导剂并换用一种非诱导剂（如丙戊酸钠），则本品的剂量需要减少。 （3）本品与 CYP3A4 的强抑制剂（如唑类抗真菌药、大环内酯类抗生素或蛋白酶抑制剂）合用须谨慎。但根据离体研究结果，喹硫平与其他药物合用时不易导致具有临床意义的与 CYP450 酶相关的药物抑制作用。 （4）本品与可导致电解质紊乱或 QTc 间期延长的药物合用时，应谨慎	（1）本品用于有脑卒中风险因素的患者时应谨慎。 （2）伴发自杀/自杀念头或临床恶化、伴发神经阻滞剂恶性综合征。临床表现包括高热、精神状态改变、肌肉强直、自主神经功能紊乱，以及肌酸磷酸激酶活性增加、迟发性运动障碍。 （3）应慎用于已知有心血管疾病、脑血管疾病或其他有低血压倾向的患者。 （4）药物过量时，观察到 QT 间期延长，尤其是用于老年患者、先天性 QT 间期延长综合征患者、充血性心力衰竭患者、心脏肥大患者、低血钾患者或低血镁患者。 （5）严重的中性粒细胞减少，中性粒细胞数 $<1.0 \times 10^9/L$ 的患者应停用本品。 （6）用于治疗有癫痫史的患者时应予以注意。 （7）治疗与困倦及相关症状（如镇静）有关，通常出现在治疗的前 2 周，一般持续给药后即可消除。 （8）急性撤药反应。建议本品在至少 1～2 周内逐步撤药。 （9）使用本品尚可观察到黄疸、高血糖，以及原有糖尿病加重、甘油三酯和胆固醇升高、体重增加、白内障、高催乳素血症、阴茎异常勃起、吞咽困难、困倦等现象。 （10）本品含有乳糖，乳糖不耐受者不应服用

续表

药物	Beers 2019/ STOPP 2014 PIM	具临床意义的常见的药物相互作用	使用注意事项
利培酮	增加痴呆患者的脑血管意外（中风）和死亡风险，认知能力更大幅度下降。避免用于痴呆或错乱患者的行为异常问题，除非非药物治疗失败，同时患者对自己或他人造成威胁	（1）吩噻嗪类药物、三环类抗抑郁药和一些 β 受体阻滞剂会增加本品的血药浓度。 （2）卡马西平及其他肝药酶诱导剂会降低本品活性成分的血浆浓度。而肝药酶抑制药可引起本品的血浆浓度升高。 （3）本品可加重三环类抗抑郁药的不良反应。 （4）与锂剂合用，会引起一系列脑病症状、锥体外系症状和运动障碍。 （5）与曲马多、佐替平合用，可能会增加癫痫发作的风险。 （6）与单胺氧化酶抑制药合用，可加重后者的不良反应	（1）与 5-HT2 受体亲和力高，是强力 D2 受体拮抗药。本品也能与 α1 受体结合，与 H1 受体和 α2 受体亲和力较低，不与胆碱能受体结合。 （2）禁用于对本品过敏者及 15 岁以下儿童。 （3）慎用：帕金森综合征患者、癫痫患者、老年人，以及心、肝、肾疾病患者。 （4）用药期间避免驾车或进行机械操作。 （5）妊娠期妇女及哺乳期妇女不宜使用。 （6）可能会发生直立性低血压、体重增加；糖尿病患者应监测血糖和糖尿病症状。 （7）对有心律失常病史、先天性 QT 间期延长综合征患者，给予本品时应谨慎

十、抗焦虑药

药物	Beers 2019/ STOPP 2014 PIM	具临床意义的常见的药物相互作用	使用注意事项
氯硝西泮	一般情况下，所有的苯二氮䓬类药物都会增加老年人认知功能障碍，以及谵妄、跌倒、骨折和机动车辆事故风险，应避免	—	（1）除具有抗焦虑、催眠及中枢性肌肉松弛作用外，尚具有广谱抗癫痫作用。不同用途，使用剂量与疗程不同。 （2）禁忌证：①对本品及其他苯二氮䓬类药物过敏者、青光眼患者。②妊娠期、哺乳期妇女

续表

药物	Beers 2019/ STOPP 2014 PIM	具临床意义的常见的 药物相互作用	使用注意事项
阿普唑仑	（1）一般情况下，所有的苯二氮䓬类药物都会增加老年人认知功能障碍、谵妄、跌倒、骨折和机动车辆事故风险。 （2）避免联用 3 种或更多中枢神经系统效应药物，减少中枢神经系统药物的数量。 （3）所有苯二氮䓬类药物应用超过 4 周时应停药（因为突然停药可能出现戒断综合征，所以应逐渐减量）	避免饮酒	（1）用于焦虑症、抑郁症、睡眠障碍、惊恐症；缓解急性酒精戒断症状；治疗药源性顽固性呃逆。 （2）禁忌证：对苯二氮䓬类药物过敏者，青光眼、睡眠呼吸暂停综合征、严重呼吸功能不全、严重肝功能不全患者，妊娠及哺乳期妇女
艾司唑仑	（1）一般情况下，所有的苯二氮䓬类药物都会增加老年人认知功能障碍，以及谵妄、跌倒、骨折和机动车辆事故风险，应避免。 （2）避免联用 3 种或更多中枢神经系统效应药物，减少 CNS 药物的数量。 （3）所有苯二氮䓬类药物应用超过 4 周时应停药（因为突然停药可能出现戒断综合征，所以应逐渐减量）	（1）与巴比妥类药物、阿片类合用，应监测是否出现呼吸抑制。 （2）茶碱可能导致艾司唑仑效果下降	（1）治疗失眠，临睡前服，剂量一般可增至 2 mg/d，避免饮酒，不建议长期使用。 （2）禁忌证：重症肌无力患者、急性闭角型青光眼患者、妊娠期妇女
艾司西酞普兰	避免与 2 种或更多中枢神经系统效应药物联用，以免增加跌倒的风险	（1）禁忌：与非选择性单胺氧化酶抑制剂合用。可以在停止不可逆性单胺氧化酶抑制剂治疗至少 14 d 后和可逆性单胺氧化酶抑制剂（如吗氯贝胺）治疗至少 1 d 后，开始本品治疗。停止本品治疗后至少间隔 7 d，可以开始非选择性的单胺氧化酶抑制剂治疗。 （2）与曲唑酮、度洛西汀、曲马多、右美沙芬合用，可能增加 5-HT 综合征风险。 （3）与抗血小板药合用，会增加出血风险	（1）未被批准用于 14 岁以下儿童。 （2）可能需要 1 个月或以上症状才能得到改善。 （3）突然停药可能出现易烦躁、头晕、感觉异常、失眠等。 （4）与 5-HT 能药物合用时，应监测 5-HT 综合征症状（烦躁、谵妄、心动过速、高热大汗、肌张力增加、呕吐、腹泻等）。 （5）属高选择性的 5-HT 再摄取抑制剂，对去甲肾上腺素和多巴胺的再摄取影响较小。最常见的不良反应是胃肠道反应

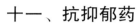

十一、抗抑郁药

药物	Beers 2019/ STOPP 2014 PIM	具临床意义的常见的药物相互作用	使用注意事项
氟西汀	（1）可能会加剧或引起抗利尿激素分泌或低钠综合征，老年患者起始用药或改变剂量时密切监测血钠水平。 （2）可能引起共济失调、精神运动功能受损、晕厥、额外的跌倒，避免用于有跌倒或骨折史者。 （3）避免联用 3 种或更多中枢神经系统效应药物，减少中枢神经系统药物的数量	（1）禁忌：①与利奈唑胺合用增加 5-HT 综合征风险。若必须合用，应停用氟西汀，使用期间监测 5-HT 综合征发生。利奈唑胺使用完最后 1 剂 24 h 后才可开始使用氟西汀。②甲氧氯普胺，增加锥体外系反应，应监测相关症状。③导致 QT 间期延长药物，禁止合用。④与单胺氧化酶抑制剂合用可增加 5-HT 综合征风险。停药后 14 d 才可使用氟西汀；停药氟西汀后 5 周才可使用单胺氧化酶抑制剂。 （2）中等：①避免与多潘立酮、卡马西平、度洛西汀、其他"4 朵金花"抗抑郁药、三环类抗忧郁药、米氮平、氟康唑、NSAIDs、曲马多合用。②避免与氯吡格雷合用	（1）一般建议早晨服药，20 mg/d。用于治疗强迫症，20～60 mg/d。用于治疗神经性贪食症，60 mg/d。老年人用药一般不宜超过 40 mg/d。抗抑郁作用一般在用药 4 周后才显现出来。可单次或分次给药，与食物同服或餐间服用。 （2）未被批准用于 7 岁以下儿童。 （3）对肾上腺素能、组胺能、胆碱能受体的亲和力低，作用较弱，因而产生的不良反应少。 （4）常见不良反应有失眠、恶心等

慢性疾病全科处方案例分析

续表

药物	Beers 2019/ STOPP 2014 PIM	具临床意义的常见的药物相互作用	使用注意事项
文拉法辛	监测低钠血症、血压升高、行为改变	（1）与 5-HT 活性药物（TCAs、SSRIs、SNRIs、利奈唑胺、锂剂、圣约翰草提取物、色氨酸、曲坦类药物、右苯丙胺、芬氟拉明）合用，会引起 5-HT 综合征，故慎与这些药物合用。若合用，在开始利奈唑胺治疗 7 d 内或停用利奈唑胺最后 1 剂 24 h 后，应监测 5-HT 综合征风险。停用利奈唑胺 24 h 后可开始文拉法辛治疗。（2）与氯氮平、右美沙芬合用，会导致氯氮平和右美沙芬血药浓度增加，而出现不良反应。（3）本品会减少氟哌啶醇代谢，两者合用应谨慎。（4）与酒精合用可能增加中枢神经系统抑制。（5）酮康唑、西咪替丁、利托那韦等可减少本品的代谢，增加本品的毒性。（6）与华法林合用时有增加出血倾向的危险	（1）缓释胶囊应按日剂量在固定时间与食物一起整个吞下，qd，避免压碎、分开或溶解后服用。吞咽困难者，可将内容物分散在较软食物上整个吞服。（2）禁用于对盐酸文拉法辛或任何赋形剂过敏的患者。（3）禁用于同时服用单胺氧化酶抑制剂的患者：在停用单胺氧化酶抑制剂后至少 14 d 内不得使用文拉法辛，对于可逆性单胺氧化酶抑制剂，此间隔可相应缩短，停用文拉法辛至少 7 d 后方可开始单胺氧化酶抑制剂治疗。（4）服药期间不要驾驶车辆或操作机器，避免饮酒

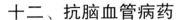

十二、抗脑血管病药

药物	Beers 2019/STOPP 2014 PIM	具临床意义的常见的药物相互作用	使用注意事项
倍他司汀	—	与抗组胺药合用，后者可拮抗本品的作用	（1）通常成人 6～12 mg tid，饭后口服。 （2）敏使朗：本品有组胺样作用，影响 H1 受体、H2 受体，促进肾上腺素分泌。下列人群慎重给药：消化道溃疡史者或活动期消化道溃疡、支气管哮喘、肾上腺髓质瘤患者。 （3）国产倍他司汀：勿与组胺类药物合用、孕妇禁用
氟桂利嗪	—	（1）与 NSAIDs（如阿司匹林）合用，增加消化道出血风险。 （2）与阿替洛尔、比索洛尔、卡维地洛合用，密切监测心功能。 （3）与卡马西平合用，监测卡马西平血药浓度	（1）长期使用，推荐用药 5 d、停药 2 d；每 3 个月监测锥体外系反应（震颤、运动神经障碍、帕金森症状）及抑郁；当应用维持剂量达不到治疗效果或长期应用出现锥体外系症状时，应当减量或停服药。 （2）原则上孕妇和哺乳期妇女不用此药。 （3）可引起嗜睡和疲惫感等中枢神经系统的不良反应，驾驶员和机械操作者慎用。 （4）禁忌证：有抑郁症病史、急性脑出血性疾病
脑心通	—	（1）与水蛭蛋白合用可引起过敏反应。 （2）与丹参、当归、川芎等抗凝血药及抗血小板药合用会发生相互作用	（1）含黄芪、赤芍、丹参、当归、川芎、桃仁、红花、醋乳香、醋没药、鸡血藤、牛膝、桂枝、桑枝、地龙、全蝎、水蛭等多种活血药物。 （2）胃病患者饭后服用

续表

药物	Beers 2019/ STOPP 2014 PIM	具临床意义的常见的药物相互作用	使用注意事项
尼麦角林	—	（1）正在使用抗凝药、抗血小板聚集药物者慎用，如果合用应当密切监测凝血功能。 （2）肾功能不全者应调整剂量。 （3）用药期间避免饮酒。 （4）有 α 受体阻断作用和扩血管作用，可加强抗高血压药的作用。大剂量可能引起暂时血压下降，平卧休息可恢复。 （5）本品可增强 α 受体阻滞剂或 β 受体阻滞剂对心脏的抑制作用，禁止合用	（1）勿咀嚼。 （2）禁忌证：近期的心肌梗死、严重的心动过缓、急性出血、出血倾向、直立性调节功能障碍和对本品过敏者。妊娠期妇女、儿童不宜使用。 （3）有高尿酸血症病史或痛风病史者、哺乳期妇女慎用
尼莫地平	—	（1）CYP3A4 强抑制剂（伊曲康唑、伏立康唑、酮康唑、克拉霉素等）可显著增加尼莫地平血药浓度，导致明显低血压。 （2）与 CYP3A4 强诱导剂（苯巴比妥、苯妥英钠、卡马西平、利福平等）合用可降低尼莫地平血药浓度，影响降压效果。 （3）降低氯吡格雷抗血小板作用，增加凝血反应。 （4）与 β 受体阻滞剂合用，可导致低血压、心动过缓，尤其是心力衰竭患者	饭前1 h或饭后 2 h服用，推荐用法为分 3 次吞服，勿嚼
血塞通	—	—	含三七总皂苷，具抗血小板作用
银杏叶滴丸	—	具抗血小板效果，与部分药物存在一定相互作用	含银杏叶提取物，具活血化瘀通络功效。每次 5 丸，tid

续表

药物	Beers 2019/ STOPP 2014 PIM	具临床意义的常见的 药物相互作用	使用注意事项
长春胺	—	与 CYP3A4 抑制剂（伊曲康唑）联合应用时，可致其血药浓度升高	（1）每次 1 粒，bid，早晚各服 1 粒，最好饭后服用。 （2）禁忌证：对长春胺过敏者、颅内肿瘤（或与颅内压增高有关的疾病）患者、脑血管意外出血期患者、严重电解质紊乱（低钾血症或高钾血症）和 QT 间期延长患者

十三、抗阿尔茨海默病药及脑代谢改善药

药物	Beers 2019/ STOPP 2014 PIM	具临床意义的常见的 药物相互作用	使用注意事项
胞磷胆碱	—	用于帕金森病时，避免与左旋多巴合用，会导致肌僵直恶化	口服制剂，用于治疗颅脑损伤或脑血管意外所引起的神经系统的后遗症。0.2 g tid，温开水送服
多奈哌齐	（1）作为中枢可逆性胆碱酯酶抑制剂，不用于有持续性心动过缓史（心率＜60 次/分）、心脏传导阻滞或反复出现不明原因晕厥的患者。 （2）合用减慢心率的药物如 β 受体阻滞药、地高辛、地尔硫䓬、维拉帕米时，存在心脏传导阻滞、晕厥和受伤的风险	（1）氟西汀可增加多奈哌齐血药浓度。 （2）与托特罗定合用可减弱多奈哌齐的作用	（1）晚上睡前口服，整片吞服，不要嚼碎研磨。初始治疗用量为 5 mg qd，应至少维持 1 个月，推荐最大剂量为 10 mg。饮食对本药的吸收无影响。中止治疗无反跳现象。 （2）肾功能及轻至中度肝功能不全者，正常服用。 （3）不良反应：作为胆碱酯酶抑制剂可增强胆碱能神经的功能，对心率产生迷走样作用（如心动过缓）、引起膀胱排空受阻、可能加重或诱发锥体外系症状，因此应避免合用其他乙酰胆碱酯酶抑制剂、胆碱能系统的激动剂或拮抗剂。阿托品可作解毒剂。 （4）禁忌证：孕妇、哺乳期妇女、儿童对半乳糖不耐受人群

续表

药物	Beers 2019/STOPP 2014 PIM	具临床意义的常见的药物相互作用	使用注意事项
美金刚	—	（1）应避免与 N 甲基 - D - 天门冬氨酸（NMDA）受体拮抗剂（如金刚烷胺、氯胺酮或右美沙芬）合用。这些药物与美金刚作用的受体系统相同，可能使药物不良反应（主要为中枢神经系统相关的不良反应）的发生率增加或导致不良反应加重。 （2）N - 甲基 - D - 天冬氨酸受体拮抗剂与多巴胺受体激动剂、左旋多巴、抗胆碱能药物合用，前者增强后者疗效。 （3）尿液 pH 升高的患者服用本品时必须密切监测，防止肾清除率下降。升高尿 pH 的因素包括饮食结构的骤然改变或合用碱化尿液药物碳酸氢钠等，如从肉食改为素食，或大量服用呈碱性的胃酸缓冲液。 （4）酒精可加重本品不良反应	（1）达到最佳有效剂量，须多次调整剂量，剂量调整大部分须间隔 1 周以上。 （2）初始药物作用时间为 14 d。 （3）禁忌证：对本品或金刚烷胺过敏者，严重肝功能不全、意识障碍者，妊娠、哺乳期妇女

十四、主要作用于心血管系统的药物

药物	Beers 2019/ STOPP 2014 PIM	具临床意义的常见的 药物相互作用	使用注意事项
比索洛尔	用于心动过缓（心率＜50次/分）、Ⅱ型房室传导阻滞或完全性房室传导阻滞，存在完全性房室传导阻滞和心脏停搏的风险	（1）参考美托洛尔。 （2）与肾上腺素尽量避免合用，若因β受体阻滞剂导致过敏性休克引起肾上腺素抵抗，应静脉注射胰高血糖素，每5 min注射1次。 （3）同美托洛尔	（1）强适应证：年轻患者、神经内分泌兴奋、高血压伴冠心病等人群。 （2）缓慢调整剂量。 （3）50%经肾脏排泄，重度肾功能不全慎用。 （4）禁忌证：①急性心力衰竭或处于心力衰竭失代偿期须静脉注射正性肌力药物治疗的患者；②心源性休克者；③Ⅱ度或Ⅲ度房室传导阻滞者（无心脏起搏器）；④病态窦房结综合征患者及窦房传导阻滞者；⑤心动过缓者，治疗开始时心率少于60次/分；⑥血压过低者（收缩压低于100 mmHg）；⑦严重支气管哮喘或严重慢性阻塞性肺病的患者；⑧外周动脉阻塞性疾病晚期和雷诺氏综合征患者；⑨未经治疗的嗜铬细胞瘤患者；⑩代谢性酸中毒患者
美托洛尔	用于心动过缓（＜50次/分）、Ⅱ型房室传导阻滞或完全性房室传导阻滞，存在完全性房室传导阻滞和心脏停搏的风险	（1）重要：①与胺碘酮、维拉帕米、地尔硫䓬、普罗帕酮合用对房室传导和窦房结功能有相加的抑制作用，导致心动过缓、低血压和心脏停搏。②与利多卡因合用，致利多卡因中毒，应监测利多卡因的使用，调慢滴速。③不建议与β2受体激动剂合用。合并慢性阻塞性肺病者，谨慎合用。 （2）与文拉法辛、西酞普兰合用可增强本药的降压效果。与利福平合用可加速本药的代谢。与降糖药合用使降糖效果下降	（1）缓释片可掰开服用，不可压碎、嚼碎，空腹服药。中断治疗一般在7～10 d内逐步减量。 （2）对于有支气管哮喘的患者，应该同时吸入β2受体激动剂。 （3）严重肝功能不全者慎用、调整剂量。 （4）禁忌证：在妊娠或分娩期间；Ⅱ、Ⅲ度房室传导阻滞者；严重心动过缓者

续表

药物	Beers 2019/ STOPP 2014 PIM	具临床意义的常见的 药物相互作用	使用注意事项
单硝酸异山梨酯	—	（1）与西地那非、伐地那非等药物的扩张血管机制相同，存在药效学的协同作用，合用可能致低血压风险，并且安全给药间隔时间不明确。 （2）他达拉非，禁忌联合给药，若确实需要，硝酸酯类应与他达那非最后1次给药相隔48 h	（1）缓释制剂，每日清晨服1片；病情严重者，可在每日清晨服2片，切勿随意增加剂量和次数。若出现头痛，最初剂量可减至每日半片。整片或半片服用前应保持完整，用半杯水吞服，不可咀嚼或碾碎服用。 （2）禁忌证：青光眼、休克、明显低血压、肥厚梗阻性心脏病、急性心肌梗死、严重脑动脉硬化患者
灯盏生脉胶囊	—	—	（1）含灯盏细辛、人参、五味子、麦冬，用于气阴两虚、瘀阻脑络引起的胸痹心痛、中风后遗症，以及冠心病心绞痛、缺血性心脑血管疾病、高脂血症，饭后30 min服用。 （2）禁忌证：脑出血急性期
曲美他嗪	—	—	（1）餐时服用，肾功能中度损伤者减量使用。 （2）不作为心绞痛发作时的对症治疗用药，也不适用于不稳定型心绞痛或心肌梗死的初始治疗及入院前或入院后最初几日的治疗。 （3）禁忌证：帕金森病及其综合征、震颤、不宁腿综合征、严重肾功能不全、哺乳期
麝香保心丸	—	—	（1）每次1～2丸，tid；或症状发作时服用。 （2）本品含人工麝香、人参、人工牛黄、肉桂、苏合香、蟾酥、冰片等，舌下含服者偶有麻舌感。 （3）禁忌证：孕妇及对本品过敏者

续表

药物	Beers 2019/ STOPP 2014 PIM	具临床意义的常见的药物相互作用	使用注意事项
通心络胶囊	—	—	(1) 含人参、水蛭、全蝎、赤芍、蝉蜕、土鳖虫、蜈蚣、檀香、降香、乳香（制）、酸枣仁（炒）、冰片，用于心气虚乏、瘀血阻络证、冠心病心绞痛、中风病。 (2) 服药后胃部不适者宜改为饭后服用。 (3) 水蛭、全蝎等致过敏反应机会较高。 (4) 禁忌证：出血性患者、孕妇、妇女经期及阴虚火旺型中风
心脑康胶囊	—	地龙含动物蛋白，可能引发过敏反应	(1) 含丹参、赤芍、九节菖蒲、地龙、川芎、红花、远志（蜜炙）、牛膝、鹿心粉、酸枣仁（炒）、制何首乌等，用于瘀血阻络所致的胸痹、眩晕、头痛、冠心病心绞痛、脑动脉硬化，宜饭后服用。 (2) 禁忌证：孕妇
氨氯地平	—	(1) 重要：①与辛伐他汀合作时，抑制辛伐他汀代谢，增加肌病、横纹肌溶解综合征风险，服用氨氯地平的患者应将辛伐他汀剂量限制在 20 mg/d 以下。②与多潘立酮合用，增加 QT 间期延长风险，多潘立酮应缓慢加量。 (2) 中等：①CYP3A4 强抑制剂（如伊曲康唑、氟康唑、克拉霉素）、地尔硫䓬，增加氨氯地平浓度，导致低血压。② CYP3A4 强诱导剂（如利福平、卡马西平、苯巴比妥、苯妥英等）加快氨氯地平/硝苯地平等的代谢，使氨氯地平等的 AUC、半衰期下降，总清除率增加。③与伊马替尼合用，增加伊马替尼血药浓度和毒性	(1) 每日固定时间使用，qd。 (2) 因本品通过肝脏大量代谢，并且肝功能不全患者的血浆清除半衰期为 56 h，因此本品用于重度肝功能不全患者时应缓慢增量。 (3) 肾功能不全者无须调整剂量。多数不被血透清除

续表

药物	Beers 2019/ STOPP 2014 PIM	具临床意义的常见的 药物相互作用	使用注意事项
非洛地平	—	（1）伊曲康唑可抑制肠道和肝脏的首过效应，显著减慢非洛地平的代谢，导致低血压、潜在心脏毒性。 （2）重要：①与环孢素合用，增加非洛地平毒性，致不良反应（水肿、心动过缓）增加。②增加胺碘酮毒性致心动过缓、房室传导受阻，已有窦房结综合征、房室传导阻滞者禁用。 （3）中等：①与 CYP3A4 强抑制剂（如氟康唑、克拉霉素）合用抑制肝脏对 CCB 类药物的代谢，显著增加其血浆暴露量，增加非洛地平血药浓度，导致严重低血压，应监测使用。②与 CYP3A4 强诱导剂（如利福平、卡马西平、苯巴比妥、苯妥英等）合用可使血压升高或者剧烈波动，降低疗效	（1）服药应在早晨空腹，用水整片吞服，药片不能掰、压或嚼碎。 （2）缓释制剂以 5 mg qd 作为开始治疗剂量，常用维持剂量为 5 mg qd 或 10 mg qd。 （3）肝功能损害的患者，建议起始剂量为 2.5 mg qd。这些患者在调整剂量时应注意监测血压。 （4）大部分经肾脏排泄，重度肾功能不全患者慎用。多数不被血透清除。 （5）禁忌证：失代偿性心力衰竭、急性心肌梗死、妊娠期妇女、不稳定型心绞痛患者
尼群地平	—	（1）与胺碘酮合用有致心动过缓、房室传导阻滞或窦性停搏风险，患有窦房结综合征、房室传导阻滞避免合用。 （2）中等：①与阿司匹林合用，增加胃肠出血风险，应监测无力、恶心、便血等胃肠道出血症状信号；②与β受体阻滞剂合用可导致低血压、心动过缓，尤其对于心力衰竭患者	（1）肝功能不全者慎用或减量使用。 （2）肾功能不全者无须调整剂量。多数不被血透清除。 （3）禁忌证：严重主动脉瓣狭窄的患者

续表

药物	Beers 2019/ STOPP 2014 PIM	具临床意义的常见的 药物相互作用	使用注意事项
西尼地平	—	中等：①麻黄中的麻黄碱能够加剧高血压症状。②偶氮类抗真菌药（如酮康唑、伊曲康唑）会抑制CYP3A4，使血药浓度增加。③与地高辛合用，可能使地高辛血药浓度上升，甚至产生地高辛中毒症状，如恶心、呕吐、头痛、视觉异常、心律不齐等。④利福平诱导肝药酶致降血压作用减弱	（1）成年人的初始剂量为 5 mg qd，早饭后服用。 （2）属亲脂性的二氢吡啶类钙拮抗剂，作用于双通道。与 L 型钙通道的二氢吡啶位点结合，抑制 Ca^{2+} 通过。N 型钙通道的跨膜内流，不易增加尿蛋白排泄率。反而还有降低作用。 （3）肝功能不全者慎用或减量使用。 （4）肾功能不全者无须调整剂量。多数不被血透清除。 （5）禁忌证：妊娠期妇女及高空作业、驾驶机动车与操作机器工作时
硝苯地平	—	（1）重要：①与氯吡格雷合用降低其抗血小板效果，增加血栓风险；②与芬太尼合用导致低血压。 （2）中等：①CYP3A4 强抑制剂（如伊曲康唑、氟康唑、克拉霉素）、地尔硫草、多沙唑嗪，增加硝苯地平血药浓度，增加不良反应。②CYP3A4 强诱导剂（如利福平、利福喷汀、卡马西平、苯巴比妥、苯妥英、圣约翰草提取物等），加快硝苯地平等的代谢，影响降压效果。③与他克莫司合用，增加他克莫司血药浓度，须监测血药浓度	（1）普通片曾经推荐嚼碎吞服或舌下含服，用于快速降压，因可导致血压过低，已不做推荐。 （2）控释制剂最好空腹、整片吞服，勿咬、嚼、掰断药片。其活性成分被吸收后，空药片完整地经肠道排出。 （3）肝功能异常、心力衰竭及严重主动脉瓣狭窄的患者，当低血压时（收缩压 < 90 mmHg），慎重服药。 （4）肾功能不全无须调整剂量。多数不被血透清除。 （5）禁忌证：①心源性休克。②有 KOCK 小囊的患者（直肠结肠切除后做回肠造口）。③禁与利福平合用。④妊娠 20 周内和哺乳期妇女

续表

药物	Beers 2019/ STOPP 2014 PIM	具临床意义的常见的药物相互作用	使用注意事项
贝那普利	ACEI 或者 ARB 避免用于高钾血症患者	（1）重要：与 ① ARB/ACEI 合用，不良反应（如低血压、高血钾、肾功能损伤）风险增加；②与保钾利尿剂、钾制剂合用，致高血钾；③与硫唑嘌呤合用，骨髓抑制；④与阿替普酶合用，可引起舌部血管神经性水肿。（2）中等：与 NSAIDs 合用，降压效果降低和肾功能受损	（1）Ccr≥30 mL/min，服常用剂量（20～40 mg/d）即可。而 Ccr<30 mL/min，最初每日剂量为 5 mg，必要时，剂量可加至 10 mg/d。对有些患者若将 1 d 的剂量分为 2 次服用，反应可能更好。（2）出现腹泻、呕吐、大量出汗，须大量补充水分。（3）存在严重肾功能不全、双侧肾动脉狭窄或单个功能肾的动脉发生狭窄、肾血流量不足、终末期肾病未透析的患者，使用影响 RAAS 的药物时，发生严重低血压和肾功能不全的危险增加，具类似效应（尿微量白蛋白与肌酐比值 <30 mg/mmol，因肾功能严重损伤，Ccr<30 mL/min 或有大量蛋白尿，RAAS 抑制剂可能进一步损害残存肾单位而限制了使用范围。此时降压首选 CCB 或袢利尿剂）。血透可以使用，建议透析后给药。（4）肝功能不全者无须调整剂量。（5）禁忌证：有血管神经性水肿史者，孤立肾、移植肾、双侧肾动脉狭窄导致肾功能减退者，孕妇

续表

药物	Beers 2019/ STOPP 2014 PIM	具临床意义的常见的药物相互作用	使用注意事项
福辛普利	ACEI 或者 ARB 避免用于高钾血症患者	（1）重要：①与 ARB/ACEI 合用，不良反应（如低血压、高血钾、肾功能损伤）风险增加；②与保钾利尿剂、钾制剂合用，致高血钾；③与硫唑嘌呤使用，可引起骨髓抑制；④与阿替普酶合用，可引起舌部血管神经性水肿。（2）中等：与 NSAIDs 合用，降压效果降低和肾功能受损	（1）不用利尿剂治疗的高血压患者，剂量范围为 10～40 mg/d，单次服药，与进餐无关；具心肾保护作用；老年人及肝或肾功能减退的患者无须降低剂量。（2）福辛普利与其他 ACEI 不同，可通过肝、肾 2 种途径代谢，比例大致相同，因此可以通过代偿性代谢，而无须调整剂量。血透可以使用，建议透析后给药。（3）肝功能不全无须调整剂量。（4）禁忌证：孤立肾、移植肾、双侧肾动脉狭窄导致肾功能减退者，妊娠期及哺乳期妇女
赖诺普利	ACEI 或者 ARB 避免用于高钾血症患者	（1）重要：①与利尿剂使用，增强降压作用。②与钾补充剂、保钾利尿药（如螺内酯、氨苯蝶啶、阿米洛利）、含钾的盐代用品及肝素合用，尤其在肾功能不全、糖尿病患者中，可引起血清钾显著升高。此时可与排钾利尿药合用。③锂剂，合并使用噻嗪类利尿药和 ACEI 期间出现可逆性的血清锂升高和毒性反应，应密切监测血清锂的水平。（2）中等：①NSAIDs（包括阿司匹林）≥3 g/d，长期服用可降低 ACEI 的降压效果。NSAIDs 和 ACEI 对血清钾升高有叠加的作用，可引起肾功能的进一步恶化。这些作用是可逆的。	（1）是依那普利的赖氨酸盐衍生物，降压平缓长效。（2）肾功能减退者减量，Ccr < 10 mL/min 时（包括透析患者），剂量为 2.5 mg/d，Ccr 10～30 mL/min 时，剂量为 2.5～5 mg/d，Ccr 31～70 mL/min 时，剂量为 5～10 mg/d，正常人群剂量可逐渐调高至控制血压或至最大剂量，即 40 mg/d。（2）存在严重肾功能不全、双侧肾动脉狭窄或单个功能肾的动脉发生狭窄、肾血流量不足、终末期肾病未透析的患者，使用影响 RAAS 的药物时，发生严重低血压和肾功能不全的风险增加，具类似效应（尿微量白蛋白与肌酐比值 < 30 mg/mmol，因肾功能严重损伤，Ccr < 30 mL/min 或有大量蛋白尿，RAAS 抑制剂可能进一步损害

 慢性疾病全科处方案例分析

续表

药物	Beers 2019/ STOPP 2014 PIM	具临床意义的常见的药物相互作用	使用注意事项
		②三环类抗抑郁药、抗精神病药、麻醉药可引起血压进一步降低。③拟交感神经药物，可减弱 ACEI 的降压作用	残存肾单位而限制了使用范围。此时降压首选 CCB 或袢利尿剂）。血透可以使用，建议透析后给药。 （3）肝功能不全者无须调整剂量。 （4）禁忌证：曾使用 ACEI 治疗而引起血管性水肿，以及遗传性或特发性血管性水肿的患者
培哚普利	ACEI 或者 ARB 避免用于高钾血症患者	（1）重要：①与 ARB/ACEI 合用，不良反应（如低血压、高血钾、肾功能损伤）风险增加；②与保钾利尿剂、钾制剂合用，致高血钾；③与硫唑嘌呤合用，可引起骨髓抑制；④与阿替普酶合用可致舌部血管神经性水肿。 （2）中等：与 NSAIDs 合用，其降压效果降低，肾功能受损	（1）对于没有水钠丢失或肾衰竭等并发症的原发性高血压，建议以 4 mg/d 作为起始治疗量，每日清晨餐前服用 1 次可维持 24 h 作用。根据疗效，可于 3～4 周内逐渐增至 8 mg/d。 （2）肾功能受损，15 mL/min < Ccr < 30 mL/min，2 mg qod；肝功能受损无须改变剂量。 （3）出现腹泻、呕吐、大量出汗，须大量补充水分。 （4）存在严重肾功能不全、双侧肾动脉狭窄或单个功能肾的动脉发生狭窄、血流量不足、终末期肾病未透析的患者，使用影响 RAAS 的药物时，发生严重低血压和肾功能不全的风险增加，具类似效应（尿微量白蛋白与肌酐比值 <30 mg/mmol，因肾功能严重损伤，Ccr < 30 mL/min 或有大量蛋白尿，RAAS 抑制剂可能进一步损害残存肾单位而限制了使用范围）。此时降压首选 CCB 或袢利尿剂）。血透可以使用，建议透析后给药。

续表

药物	Beers 2019/ STOPP 2014 PIM	具临床意义的常见的 药物相互作用	使用注意事项
			（5）肝功能不全者无须调整剂量。 （6）禁忌证：①与使用 ACEI 相关的血管神经性水肿史，遗传或特发性血管神经性水肿；②发现怀孕即停止服药；③先天性半乳糖血症，葡萄糖和半乳糖吸收障碍综合征，或缺乏乳糖酶的患者
依那普利	ACEI 或者 ARB 避免用于高钾血症患者	（1）重要：① 与 ARB/ACEI 合用，不良反应（如低血压、高血钾、肾功能损伤）风险增加；②保钾利尿剂、钾制剂，致高血钾；③与硫唑嘌呤、干扰素合用，致血液学异常、骨髓抑制；④与别嘌醇合用可能导致过敏反应发生机会增加。 （2）中等：与 NSAIDs 合用，降压效果降低和肾功能受损	（1）起始剂量为每次 10 ～ 20 mg qd。可调整至最大剂量（40 mg/d）。 （2）肾功能不全（Ccr ≤ 30 mL/min）时，剂量为 2.5 mg/d。 （3）存在严重肾功能不全、双侧肾动脉狭窄或单个功能肾的动脉发生狭窄、肾血流量不足、终末期肾病未透析的患者，使用影响 RAAS 的药物时，发生严重低血压和肾功能不全的风险增加，具类似效应（尿微量白蛋白与肌酐比值 < 30 mg/mmol，因肾功能严重损伤 Ccr < 30 mL/min 或有大量蛋白尿，RAAS 抑制剂可能进一步损害残存肾单位而限制了使用范围。此时降压首选 CCB 或袢利尿剂）。血透可以使用，建议透析后给药。 （4）肝功能不全者无须调整剂量。 （5）禁忌证：孕妇

续表

药物	Beers 2019/STOPP 2014 PIM	具临床意义的常见的药物相互作用	使用注意事项
培哚普利吲达帕胺	ACEI 或者 ARB 避免用于高钾血症患者	（1）重要：①与 ACEI/ARB、保钾利尿剂、钾盐合用，致低血压、高钾血症、肾功能受损。②与氟哌利多、索他洛尔、利尿剂合用致心脏毒性作用（QT 间期延长等）。 （2）中等：与 NSAIDs 合用，降低其降压效果	（1）每次 4 mg/1.25 mg，每日清晨餐前服药。 （2）存在严重肾功能不全、双侧肾动脉狭窄或单个功能肾的动脉发生狭窄、肾血流量不足、终末期肾病未透析的患者，使用影响 RAAS 的药物时，发生严重低血压和肾功能不全的风险增加，具类似效应（尿微量白蛋白与肌酐比值 <30 mg/mmol，因肾功能严重损伤，Ccr < 30 mL/min 或有大量蛋白尿，RAAS 抑制剂可能进一步损害残存肾单位而限制了使用范围。此时降压首选 CCB 或袢利尿剂）。 （3）禁忌证：①与培哚普利相关：对 ACEI 过敏及相关的血管神经性水肿的既往史，遗传性或特发性血管神经性水肿，妊娠、哺乳期。不推荐用于双侧肾动脉狭窄或单肾。②与吲达帕胺相关：对磺胺类药物过敏、严重肾功能衰竭（Ccr < 30 mL/min）、肝性脑病、严重的肝功能损害、低钾血症。 （4）通常不推荐本品与可引发扭转性室性心动过速的非抗心律失常药合用。 （5）不能用于透析、未经治疗的失代偿性心功能不全患者

续表

药物	Beers 2019/ STOPP 2014 PIM	具临床意义的常见的 药物相互作用	使用注意事项
阿利沙坦	ACEI 或者 ARB 避免用于高钾血症患者	（1）重要：与 ARB/ACEI、保钾利尿剂、钾制剂、环孢素、肝素钠合用，不良反应（如低血压、高血钾、肾功能损伤）风险增加；与锂合用，可致锂中毒（无力、过度口渴）。 （2）中等：与含麻黄碱制剂合用，降低其降血压效果	（1）通常起始和维持剂量为240 mg qd，继续增加剂量不能进一步提高疗效。食物会降低本品的吸收，建议空腹服用。 （2）具有心肾保护作用，钠和血容量不足、肾动脉狭窄、严重肝功能不全、肾功能不全者慎用。 （3）存在严重肾功能不全、双侧肾动脉狭窄或单个功能肾的动脉发生狭窄、肾血流量不足、终末期肾病未透析的患者，小剂量开始，监测使用。不被血透清除。 （4）禁忌证：妊娠中晚期及哺乳期
厄贝沙坦	ACEI 或者 ARB 避免用于高钾血症患者	（1）重要：与 ARB/ACEI 合用，不良反应风险增加，包括低血压、高血钾、肾功能受损。 （2）中等：与 NSAIDs 合用，降压效果下降，肾功能受损风险增加	（1）空腹/餐后服用，一般早晨服用，具有独立心肾保护作用。 （2）出现腹泻、呕吐、大量出汗，须大量补充水分。 （3）存在严重肾功能不全、双侧肾动脉狭窄或单个功能肾的动脉发生狭窄、肾血流量不足、终末期肾病未透析的患者，小剂量开始，监测使用。不被血透清除。 （4）严重肝功能不全慎用。 （5）禁忌证：孕妇及哺乳期妇女

续表

药物	Beers 2019/STOPP 2014 PIM	具临床意义的常见的药物相互作用	使用注意事项
氯沙坦	ACEI 或者 ARB 避免用于高钾血症患者	（1）重要：①与 ARB/ACEI 合用，不良反应（如低血压、高血钾、肾功能损伤）风险增加；②与锂合用，可致锂中毒（无力、过度口渴）。 （2）中等：①与 NSAIDs 合用，氯沙坦的降压效果降低、肾功能受损；②与氟康唑、利福平合用，氯沙坦的降压效果降低	（1）一般起始剂量为 50 mg qd；血容量不足起始剂量为 25 mg qd；空腹/餐后服药，具有心肾保护作用。 （2）出现腹泻、呕吐、大量出汗，须大量补充水分。 （3）对老年患者或肾损害患者（包括透析的患者），不必调整起始剂量。对有肝功能损害病史的患者应考虑使用较低剂量。 （4）存在严重肾功能不全、双侧肾动脉狭窄或单个功能肾的动脉发生狭窄、肾血流量不足、终末期肾病未透析的患者，小剂量开始，监测使用。不被血透清除。 （5）严重肝功能不全慎用。 （6）发现妊娠即停止服药。 （7）糖尿病患者不应与阿利吉仑联合使用
替米沙坦	ACEI 或者 ARB 避免用于高钾血症患者	（1）重要：与 ARB/ACEI 合用，不良反应（如低血压、高血钾、肾功能损伤）风险增加。 （2）中等：①与保钾利尿剂、钾制剂合用，致高钾血症；②与 NSAIDs 合用，替米沙坦的降压效果降低、肾功能受损；③与地高辛合用，致血压升高、中毒风险增加	（1）同一时间服药，空腹/餐后服用，最大剂量为 80 mg qd。 （2）具有独立心肾保护作用。轻或中度肝功能受损的患者，每日用药不应超过 40 mg；轻或中度肾功能受损的患者，服用本品无须调整剂量。在严重肾功能损害或血液透析患者中推荐将起始剂量减为 20 mg qd。 （3）出现腹泻、呕吐、大量出汗，须大量补充水分。 （4）禁用：存在严重肾功能不全、双侧肾动脉狭窄或单个功能肾的动脉发生狭窄、肾血流量不足、终末期肾病未透析的患者（尿微量白蛋白与肌酐比值 <30 mg/mmol）。 （5）禁忌证：妊娠、哺乳期妇女，胆道阻塞性疾病及严重肝功能损害患者

续表

药物	Beers 2019/ STOPP 2014 PIM	具临床意义的常见的 药物相互作用	使用注意事项
缬沙坦	ACEI 或者 ARB 避免用于高钾血症患者	（1）重要：与 ARB/ACEI 合用，不良反应（低血压、高血钾、肾功能损伤）风险增加；与锂合用，可致锂中毒（无力、过度口渴）。 （2）中等：与 NSAIDs 合用，降压效果降低和肾功能受损	（1）推荐剂量 80 mg qd，同一时间服药（建议早晨、空腹/餐后服药），具独立心肾保护作用。出现腹泻、呕吐、大量出汗，须大量补充水分。 （2）监测肝肾功能。一般情况下肝肾功能不全患者不需要调整剂量。缬沙坦主要以原形从胆汁排泄，胆道梗阻患者排泄减少，对这类患者使用缬沙坦应特别小心；Ccr < 10 mL/min，使用时需要注意。 （3）存在严重肾功能不全、双侧肾动脉狭窄或单个功能肾的动脉发生狭窄、肾血流量不足、终末期肾病未透析的患者，小剂量开始，监测使用。不被血透清除。 （4）禁忌证：妊娠期
厄贝沙坦氢氯噻嗪	（1）对于老年患者，可能会加剧或引起抗利尿激素分泌或低钠综合征。 （2）ACEI 或者 ARB 避免用于高钾血症患者	（1）重要：①与 ARB/ACEI 合用，不良反应（低血压、高血钾、肾功能损伤）风险增加；②洋地黄类，氢氯噻嗪可能导致洋地黄中毒（恶心、呕吐、心律不齐）；③氢氯噻嗪致氨甲蝶呤、环磷酰胺二者血药增加，增加骨髓抑制；④氢氯噻嗪致索他洛尔心脏毒性作用（QT间期延长）增强；⑤与锂合用，可致锂中毒（无力、过度口渴）。 （2）中等：与 NSAIDs 合用，降压效果降低和肾功能受损	（1）空腹/餐后服药；不推荐使用剂量大于 300 mg/25 mg qd。 （2）出现腹泻、呕吐、大量出汗，须大量补充水分。 （3）禁忌证：①发现妊娠即停止服药，哺乳期。②已知对本品活性成分或其中的任何赋形剂成分过敏或对其他磺胺衍生物过敏者。③严重的肾功能损害（Ccr < 30 mL/min），顽固性低钾血症，高钙血症；不被血透清除。④严重肝功能损害，胆汁性肝硬化和胆汁淤积

续表

药物	Beers 2019/ STOPP 2014 PIM	具临床意义的常见的药物相互作用	使用注意事项
氯沙坦氢氯噻嗪	（1）可能会加剧或引起抗利尿激素分泌或低钠综合征，尤其对于老年患者。（2）ACEI 或者 ARB 避免用于高钾血症患者	（1）重要/中等：同阿利沙坦和氢氯噻嗪。（2）中等：①骨化三醇、钙与氢氯噻嗪合用，易致高钙血症；②与格列吡嗪合用可能降低降血糖作用	（1）每日固定时间使用，空腹/餐后服用，每日 1 片（50 mg/12.5 mg），可增加至 2 片。（2）出现腹泻、呕吐、大量出汗，须大量补充水分。（3）肝功能不全或严重肾功能不全者（Ccr < 30 mL/min）不建议使用。不被血透清除。（4）禁忌证：无尿患者、对其他磺胺类药物过敏的患者、妊娠期
缬沙坦氨氯地平	ACEI 或者 ARB 避免用于高钾血症患者。其他同氨氯地平和缬沙坦的要求	与阿利吉仑合用，致高血钾、肾功能不全、低血压，应避免合用	（1）每日同一时间服药，餐前或餐后服用。（2）肝功能不全者慎用或减量使用。（3）禁忌证：妊娠期和哺乳期妇女禁用，重度肾功能损伤（Ccr < 10 mL/min）患者；不被血透清除。遗传性血管性水肿患者及服用 ACEI 或 ARB 治疗早期即发展成血管性水肿的患者
缬沙坦氢氯噻嗪	（1）可能会加剧或引起抗利尿激素分泌或低钠综合征，尤其对于老年患者。（2）ACEI 或者 ARB 避免用于高钾血症患者	与缬沙坦有关：（1）重要：①与 ARB/ACEI 合用，不良反应（低血压、高血钾、肾功能损伤风险）风险增加；②锂，锂中毒（无力、过度口渴）。（2）中等：与 NSAIDs 合用，降压效果降低、肾功能受损。与氢氯噻嗪有关：（1）重要：①与强心苷类合用，氢氯噻嗪会致低钾血症，增加心律失常风险；②与氨甲蝶呤、环磷酰胺合用，增加骨髓抑制作用。（2）中等：①卡马西平，增加低钠血症风险；②与 NSAIDs 合用，降低降血压、利尿效果，应监测肾功能；③与索他洛尔合用，致心脏毒性作用，QT 间期延长	（1）剂量为 80 mg/12.5 mg，1～2 粒/日，轻至中度的肾功能衰竭患者或轻至中度肝功能衰竭的患者不需要调整剂量。（2）禁忌证：妊娠期、严重的肝脏衰竭、胆汁性肝硬化或胆汁淤积、无尿症

续表

药物	Beers 2019/ STOPP 2014 PIM	具临床意义的常见的 药物相互作用	使用注意事项
氨氯地平阿托伐他汀	—	同氨氯地平和阿托伐他汀	禁忌证：针对阿托伐他汀成分，对于伴有活动性肝脏疾病或原因不明的肝脏转氨酶持续升高的患者；妊娠期与哺乳期妇女或可能受孕的育龄女性用药
阿托伐他汀	—	（1）重要：定期监测、测定肌酸激酶。与克拉霉素、伊曲康唑、环孢菌素、非诺贝特合用，肌酸激酶升高、增加肌病风险。（2）中等：①与苯妥英钠合用，降低阿托伐他汀血药浓度；②与阿奇霉素、伏立康唑合用，增加肌病风险；③与地高辛合用，增加地高辛血药浓度；④与吡格列酮合用，降低吡格列酮血药浓度，升高血糖	（1）每日同一时间服用，整片吞服。（2）20 mg/d，中等强度降 LDL-C 作用，低强度降 TG 作用。（3）禁忌证：活动性肝脏疾病，包括原因不明的肝脏转氨酶持续升高（ALT、AST 均超 3 倍正常值及见胆红素）；孕妇或可能受孕的育龄女性，哺乳期妇女
非诺贝特	—	（1）重要：①与他汀类合用致肌病风险增加，应监测肌酸激酶；②与双香豆素合用，增加出血风险，应监测 INR，双香豆素需要减量使用。（2）中等：①与环孢素合用，增加肾功能受损风险，需要减量使用；②与依折麦布合用，增加依折麦布血药浓度，增加胆结石风险；③与格列美脲合用，增加格列美脲血药浓度，增加低血糖风险	（1）微粒化胶囊，整粒吞服，每日 0.2 g，勿超量，饭时或饭后即服。（2）禁忌证：活动性肝病患者，包括原发性胆汁性肝硬化，以及不明原因持续性肝功能异常患者；已知有胆囊疾病患者；严重肾功能受损患者，包括接受透析的患者；哺乳期妇女

续表

药物	Beers 2019/ STOPP 2014 PIM	具临床意义的常见的 药物相互作用	使用注意事项
氟伐他汀	—	（1）重要：①与苯妥英钠合用致二者血药浓度增加，毒性增加；②与贝特类合用，肌病风险增加，应监测症状、体征及肌酸激酶等。 （2）中等：①与华法林合用，增加出血风险；②与红霉素、米非司酮合用致肌病风险增加（停止2周后才可使用氟伐他汀）	（1）普通制剂，每晚同一时间服药；缓释制剂，每日固定时间服药。 （2）在开始服用氟伐他汀之前及治疗期间定期检查肝功能。如果ALT或AST持续升高大于正常值上限的3倍或以上及见胆红素，必须停药。重度肾功能不全，使用剂量＞40 mg/d者须慎用。 （3）禁忌证：活动性肝病或持续的不能解释的氨基转移酶升高；妊娠期和哺乳期妇女及未采取可靠避孕措施的育龄妇女；严重肾功能不全（Ccr＜30 mL/min）的患者
瑞舒伐他汀	—	（1）重要：①与环孢素合用，增加肌病风险；②与厄洛替尼合用，增加肌病风险，导致肝脏毒性，应监测肌酸激酶。 （2）中等：①与伊曲康唑、胺碘酮合用，增加肌病风险，应监测肝功能、肌酸激酶；②华法林，增加出血风险，应监测INR	（1）每日同一时间服用，整片吞服，勿嚼碎。 （2）每日服用10 mg即具有中等强度降LDL-C作用，降TG及升高HDL-C作用在他汀类药物中最强。 （3）禁忌证：活动性肝病患者，包括原因不明的血清氨基转移酶持续升高和ALT、AST升高超过3倍的正常值上限的患者及见胆红素；严重的肾功能损害的患者（Ccr＜30 mL/min）；肌病患者；妊娠期、哺乳期，以及未采用适当避孕措施有可能妊娠的妇女
维生素E	—	重要：①与降低或影响脂肪吸收的药物（如硫糖铝）合用，可干扰本品吸收，故应避免合用；②避免与双香豆素类合用	用于心脑血管疾病及习惯性流产、不孕症的辅助治疗

续表

药物	Beers 2019/ STOPP 2014 PIM	具临床意义的常见的药物相互作用	使用注意事项
辛伐他汀	—	（1）与红霉素、克拉霉素、伊曲康唑、伏立康唑、泊沙康唑、米非司酮（间隔 2 周）、葡萄柚汁、达那唑合用，肌病风险增加。 （2）重要：①同时服用维拉帕米、地尔硫䓬、环孢素，本品的剂量不能超过 10 mg/d；②同时服用胺碘酮、氨氯地平，本品的剂量不能超过 20 mg/d；③与华法林合用，密切监测 INR；④与阿奇霉素、氟康唑、环丙沙星合用，肌病风险增加	（1）建议晚上服药，4 周后监测血脂水平及检查 ALT、CK。 （2）禁忌证：活动性肝脏疾病或无法解释的血清氨基转移酶持续升高者，怀孕和哺乳期妇女
血脂康	—	与他汀类、贝特类合用，肌病风险增加	（1）内含红曲，有效成分为洛伐他汀。 （2）每次 2 粒 bid，早、晚饭后服用；轻、中度患者每日 2 粒，晚饭后服用
依折麦布	—	中等：①与非诺贝特合用，增加依折麦布血药浓度和胆结石风险；②与环孢菌素合用，增加二者血药浓度和毒性作用（腹痛、后背痛、头痛、咳嗽、鼻窦炎等），依折麦布使用剂量应 <5 mg/d	（1）常用剂量 10 mg/d qd，不受进食影响，可与他汀类配合使用。 （2）轻度肝功能不全及肾功能不全者无须调整剂量。中、重度肝功能不全不推荐。 （3）禁忌证：活动性肝病，或不明原因的血清氨基转移酶持续升高的患者；妊娠期及哺乳期妇女

十五、主要作用于呼吸系统的药物

药物	Beers 2019/ STOPP 2014 PIM	具临床意义的常见的药物相互作用	使用注意事项
氨溴索	—	避免与中枢性镇咳药（如右美沙芬、复方甘草片、强力枇杷露等）同时使用，以免稀化的痰液堵塞气道	片剂建议饭后服药，口服液建议进餐时使用
布地奈德福莫特罗	—	（1）重要：①与单胺氧化酶抑制剂合用（如呋喃唑酮和丙卡巴肼），可能会突然引起高血压反应。②与奎尼丁、丙吡胺、普鲁卡因胺、吩噻嗪类、抗组胺药（特非那定）及氟西汀合用，可延长 QTc 间期，并增加室性心律不齐的危险。③β 受体阻滞剂能减弱或抑制福莫特罗的作用。本品不应与 β 受体阻滞剂同时使用，除非有充足的理由。（2）中等：与三环类抗抑郁药合用，增加室性心律不齐的危险	（1）作为粉吸入剂特殊装置，指导患者正确使用从而改善药物治疗效果。（2）不建议儿童和青少年使用，作为维持、缓解疗法。（3）在停用本品时需要逐渐减少剂量。不能突然停止使用。应提醒患者即使无症状，也应按处方要求吸入维持剂量的本品。（4）为了减少口咽部念珠菌感染的风险，应告知患者在每次维持治疗用药后用水漱口。如果已经出现口咽部念珠菌感染，患者在缓解治疗后也需要用水漱口

续表

药物	Beers 2019/ STOPP 2014 PIM	具临床意义的常见的 药物相互作用	使用注意事项
噻托溴铵	抗毒蕈碱类支气管扩张剂（如异丙托溴铵、噻托溴铵）用于有闭角型青光眼（可能加重青光眼）或膀胱流出道梗阻史的患者，可能造成尿潴留	—	（1）胶囊密封于囊泡中保存，仅在用药时取出，取出后应尽快使用，否则药效会降低。不小心暴露于空气中的胶囊应丢弃。 （2）患者须注意避免将药物粉末弄入眼内。必须告知患者药粉误入眼内可能引起或加重窄角型青光眼、眼睛疼痛或不适、短暂视力模糊、视觉晕轮或彩色影像并伴有结膜充血引起的红眼和角膜水肿的症状。如果出现窄角型青光眼的征象，应停止使用噻托溴铵并立即看医生。 （3）噻托溴铵的使用每日不得超过1次。 （4）按规范吸入方法每日使用1次，不得吞服，每次应用专用药粉吸入器吸入1粒胶囊。不应超过推荐剂量使用。 （5）作为每日1次维持治疗的支气管扩张药，不应用作支气管痉挛急性发作的初始治疗，即抢救治疗药物。 （6）作为抗胆碱能药物，对于窄角型青光眼、前列腺增生或膀胱颈梗阻的患者应谨慎使用。最常发生的不良反应为口干

十六、主要作用于消化系统的药物

药物	Beers 2019/STOPP 2014 PIM	具临床意义的常见的药物相互作用	使用注意事项
磷酸铝	—	与四环素类、呋塞米、地高辛、异烟肼、抗胆碱药等合用，影响这些药物吸收，应间隔 2 h	(1) 凝胶制剂，患有食道疾病者，于饭后给药。胃炎、胃溃疡患者，于饭前半小时前服用。十二指肠溃疡患者，于饭后 3 h 及疼痛时服用。 (2) 适度中和胃酸，铝可刺激前列腺素 E 分泌，促进溃疡面愈合，偶可引起便秘，给予足量的水加以避免。建议同时服用缓泻剂。 (3) 禁忌证：慢性肾功能衰竭，高磷血症
铝碳酸镁	—	(1) 铝不要与四环素类、铁制剂、地高辛、脱氧胆酸、法莫替丁、雷尼替丁、香豆素类等同时使用或者相隔 1 h 以上使用。 (2) 重要：与脂溶性维生素（如维生素 A）、苯二氮䓬类、异烟肼合用，致这些药物吸收下降；与左旋多巴合用，左旋多巴吸收增加	(1) 铝碳酸镁咀嚼片：为抗酸与胃黏膜保护剂，咀嚼后咽下，每次 1～2 片，tid。餐后 1～2 h，睡前或胃部不适时服用。 (2) 孕妇短期使用
艾普拉唑	具有可能导致艰难梭菌感染和骨折的风险，避免服药时间超过 8 周（高危患者除外）	影响依赖于胃内 pH 吸收的药物（如酮康唑、伊曲康唑等）的生物利用度，合用时应注意调整剂量或避免合用	(1) 适应证：十二指肠溃疡。对于一般消化性溃疡等疾病，不宜长期大剂量服用。 (2) 晨起空腹吞服（不可咀嚼）。 (3) 禁忌证：肝、肾功能不全者

续表

药物	Beers 2019/STOPP 2014 PIM	具临床意义的常见的药物相互作用	使用注意事项
艾司奥美拉唑镁	具有可能导致艰难梭菌感染和骨折的风险，应避免服药超过 8 周（高危患者除外）	（1）本品为奥美拉唑的 S–异构体，重要的药物相互作用同奥美拉唑。（2）与含氯吡格雷、利福平、大剂量氨甲蝶呤应避免合用	（1）进食前 1 h 服药，药片应和液体一起整片吞服，而不应当咀嚼或压碎。对于存在吞咽困难的患者，可将片剂溶于半杯不含碳酸盐的水中（不应使用其他液体，因肠溶包衣可能被溶解），搅拌，直至片剂完全崩解，立即或在 30 min 内服用，再加入半杯水漂洗后饮用。微丸决不能被嚼碎或压破。对于不能吞咽的患者，可将片剂溶于不含碳酸盐的水中，并通过胃管给药，应注意仔细检查选择的注射器和胃管的合适程度。（2）幽门螺杆菌的根除：三联疗法（艾司奥美拉唑镁肠溶片 20 mg + 阿莫西林 1 g + 克拉霉素 500 mg，bid，共 7～14 d）。（3）严重肝功能损害的患者，每日剂量不应超过 20 mg
奥美拉唑	具有可能导致艰难梭菌感染和骨折的风险，应避免服药超过 8 周（高危患者除外）	重要：①长期使用可致萎缩性胃炎；②1 年以上长期大剂量使用有致骨折、骨质疏松风险；③艰难梭菌相关腹泻；④应避免与氯吡格雷合用；⑤可能掩盖胃部恶性肿瘤病变；⑥肝功能不全者须调整剂量	（1）餐前整片吞服，至少用半杯液体送服。药片不可咀嚼或压碎。奥美拉唑肠溶片可分散于水或微酸液体中（如果汁），分散液必须在 30 min 内服用。（2）亚洲人群个体差异大，初始剂量药物作用时间和最大剂量药物作用时间均较短，本品在 PPIs 中抗酸作用较弱。（3）幽门螺杆菌的根除（本药可用于儿童）：三联疗法（本品 20 mg + 阿莫西林 1 000 mg + 克拉霉素 500 mg，bid，7～14 d）。（4）孕妇慎用，哺乳期妇女禁用

续表

药物	Beers 2019/ STOPP 2014 PIM	具临床意义的常见的药物相互作用	使用注意事项
兰索拉唑	具有可能导致艰难梭菌感染和骨折的风险，避免服药超过 8 周（高危患者除外）	影响依赖于胃内 pH 吸收的药物（如酮康唑、伊曲康唑等）的生物利用度，与这些药合用时应注意调整剂量或避免合用	（1）不要嚼碎，整片用水吞服。 （2）肝功能障碍者及高龄者须慎用。 （3）使用本品有时可能会掩盖胃癌的症状。 （4）孕妇、哺乳期妇女不建议使用
雷贝拉唑	具有长期使用导致艰难梭菌感染和骨折的风险，应避免服药超过 8 周（高危患者除外）	—	（1）本品为肠溶衣片，应整片吞服，不能咀嚼或压碎。 （2）服用本品时有可能掩盖由胃癌引起的症状。 （3）不宜用于胃溃疡、十二指肠溃疡、吻合口溃疡的维持治疗。 （4）禁忌证：妊娠期、哺乳期妇女
泮托拉唑	有导致艰难梭菌感染和骨折的风险，应避免服药超过 8 周（高危患者除外）	在肝脏内 CYP450 双系统Ⅰ、Ⅱ相代谢，可相互转换，因此不易发生具有临床意义的药物间相互作用	（1）肠溶制剂，服用时请勿咀嚼，用药前排除胃食管恶性病变。 （2）肝肾功能不全者慎用；本品不宜与其他抗酸剂和抑酸剂合用；无儿童用药经验。 （3）除胃泌素瘤外，建议用于消化性溃疡等病时，不宜大剂量长期应用。 （4）禁忌证：哺乳期妇女及妊娠 3 个月内妇女
替普瑞酮	—	本品具有组织修复作用，不影响胃液分泌、胃运动功能，可抵抗阿司匹林、酒精、酸、氢化可的松所致的溃疡，具有细胞保护作用	（1）制酸及胃黏膜保护药，主要用于治疗急慢性胃炎、胃溃疡。 （2）50 mg tid，于饭后 30 min 内服用。 （3）禁忌证：妊娠期、哺乳期妇女，儿童

续表

药物	Beers 2019/STOPP 2014 PIM	具临床意义的常见的药物相互作用	使用注意事项
多潘立酮	—	（1）为外周多巴胺 D2 受体阻滞剂，直接作用于胃肠壁，不易透过血脑屏障，在使用者（尤其成人）中罕见锥体外系反应及中枢神经系统不良反应（优于甲氧氯普胺），但多潘立酮会促进脑垂体催乳素的释放。 （2）禁忌与酮康唑口服制剂、红霉素或其他可能延长 QTc 间期的 CYP3A4 酶强效抑制剂（如氟康唑、伏立康唑、克拉霉素、胺碘酮等）合用，伴严重心率过缓等严重心血管病者禁用多潘立酮合用。 （3）重要：①与抗胆碱药合用会拮抗本品治疗消化不良的作用。②抗酸剂和抑制胃酸分泌药物会降低本品的口服生物利用度，不宜与本品同时服用。③会减少多巴胺能激动剂（如溴隐亭、左旋多巴）的外周副作用，如消化道症状、恶心及呕吐，但不会拮抗其中枢作用	（1）哺乳期用药禁止哺乳。 （2）不与抗酸剂同时使用。 （3）1 岁以下应慎用，因可能发生中枢神经系统不良反应；片剂不用于儿童（12 岁以下）、体重 <35 kg 人群；已有致窦性心律失常报道，不推荐用于已有心脏传导受阻尤其 QTc 间期延长及电解质异常（低钾血症、高钾血症、低镁血症）、心动过缓及心力衰竭等潜在心脏病患者。 （4）禁忌证：催乳素瘤，嗜铬细胞瘤，乳癌，机械性肠梗阻，胃肠道出血，中、重度肝功能不全
莫沙必利	—	（1）作为强效选择性 5-HT4 受体激动剂，与抗胆碱药合用可降低本品作用，合用时应有间隔时间。 （2）与 CYP3A4 强抑制剂（如酮康唑等）合用，理论上可能致 QT 间期延长，但目前未见报道	（1）5 mg tid，餐前服用。服用 2 周若消化道症状没有改善，应停止服用。 （2）禁忌证：胃肠道出血、穿孔者、肠梗阻患者。建议妊娠期及哺乳期妇女避免使用

续表

药物	Beers 2019/STOPP 2014 PIM	具临床意义的常见的药物相互作用	使用注意事项
麻仁软胶囊	—	—	用于肠燥便秘，不用于阳虚体征。年老体虚者不宜久服。妊娠期妇女忌服

十七、主要作用于血液和造血系统的药物

药物	Beers 2019/STOPP 2014 PIM	具临床意义的常见的药物相互作用	使用注意事项
达比加群酯	（1）治疗静脉血栓栓塞或心房颤动时，消化道出血发生率高于其他直接口服抗凝药。≥75 岁，体重<50 kg 和 Ccr<30 mL/min 患者慎用。 （2）缺乏对 Ccr<30 mL/min 的患者有效性和安全性的证据，应避免使用。 （3）Ccr 15～30 mL/min 的患者可给予说明书标识剂量，当存在药物相互作用时须调整剂量	（1）与 CYP3A4 和 P-gp 强效抑制剂（如酮康唑、伊曲康唑、伏立康唑和泊沙康唑）合用，导致暴露量增加；或 HIV 蛋白酶抑制剂全身用药。 （2）重要：①与氯吡格雷、阿司匹林、西洛他唑、利伐沙班、阿加曲班、华法林、肝素、依诺肝素、磺达肝葵钠、比伐卢定、纤维蛋白原溶解剂、阿昔单抗、NSAIDs、氟西汀等合用致出血风险增加，需要监测出血症状体征、血红蛋白及血压；②与强效 CYP3A4 诱导剂利福平、圣约翰草提取物、苯妥英钠、卡马西平、苯巴比妥、扑米酮、地塞米松等合用致血药浓度下降，导致血栓风险增加；③与非诺贝特合用，增强本品抗凝作用。 （3）中等：与维拉帕米合用致血药浓度增加，对 Ccr 15～30 mL/min 者，避免合用。如有必要应在服用达比加群酯后 2 h 使用	（1）对于 Ccr>30 mL/min 者，用一大杯水送服，餐时或餐后服用均可。请勿打开胶囊。 （2）存在高出血风险的患者，推荐剂量为 110 mg bid；一般无须监测抗凝强度，若有必要，监测 ECT 或活化部分凝血活酶时间 aPTT（INR 不能准确反映抗凝血效果）。 （3）对于中度肾功能不全者（Ccr 为 30～50 mL/min），应当每年至少进行 1 次肾功能评估。在治疗过程中，当存在肾功能可能出现下降或恶化的临床状况时（如血容量不足、脱水，以及有一些特定的合并用药），应当对肾功能进行评估。 （4）遗漏服药：若距下次用药时间大于 6 h，仍能服用本品漏服的剂量；若距下次用药不足 6 h，则应忽略漏服的剂量。不可为弥补漏服剂量而服用双倍剂量

续表

药物	Beers 2019/ STOPP 2014 PIM	具临床意义的常见的药物相互作用	使用注意事项
利伐沙班	（1）与其他抗凝药相比，严重出血风险增加。≥75岁静脉血栓或心房颤动患者也应慎用利伐沙班。（2）Ccr 30～50 mL/min者，应降低剂量；缺乏利伐沙班对 Ccr＜30 mL/min 的患者有效性或安全性的证据，避免使用	（1）重要：①不推荐与 CYP3A4 和 P-gp 强效抑制剂（如酮康唑、伊曲康唑、伏立康唑和泊沙康唑）合用，可导致暴露量增加，或 HIV 蛋白酶抑制剂全身用药；②与氯吡格雷、阿司匹林、华法林、肝素、依诺肝素、磺达肝癸钠、比伐卢定、纤维蛋白原溶解剂、氟西汀、阿昔单抗、西洛他唑、NSAIDs、阿加曲班等合用致出血风险增加，监测出血症状及体征、血红蛋白及血压；③与强效 CYP3A4 诱导剂利福平、圣约翰草提取物、苯妥英钠、卡马西平、苯巴比妥、扑米酮、地塞米松等合用致血药浓度下降；④与非诺贝特合用，增强本品抗凝作用，故利伐沙班初始剂量须调整。（2）中等：与地尔硫䓬、胺碘酮、非洛地平、维拉帕米、阿奇霉素等合用致血药浓度增加，对 Ccr 15～50 mL/min 患者谨慎合用	（1）利伐沙班 10 mg 可与食物同服，也可以单独服用；利伐沙班 15 mg 或 20 mg 片剂应与食物同服；固定时间服药，注意有无牙龈出血、鼻出血。（2）研碎后可与果酱混合，或与 50 mL 水混匀鼻饲，但要先给予食物。（3）对于择期行髋关节或膝关节置换术、治疗深静脉血栓形成后有深静脉血栓形成复发和肺栓塞的风险，避免在 Ccr＜30 mL/min 的患者中使用。（4）对于非瓣膜性心房颤动的成年患者，为降低脑卒中和全身性栓塞的风险，推荐剂量为 15 mg qd。不建议 Ccr＜15 mL/min 的患者使用。（5）一般无须常规检查凝血指标，在侵入性操作、中度或重度肾功能损伤、大出血等情况下，须进行凝血功能检查，包括 Ⅹ a、凝血酶原时间检测。（6）禁忌证：肝功能损害的患者、有凝血异常和临床相关出血风险的肝病患者（包括达到 Child-Pugh 分级 B 级和 C 级的肝硬化患者）
迈之灵	—	—	（1）成人每日早、晚饭后各服用 1 次，每次 1～2 片。（2）药品应完整服用，胃溃疡患者慎用

慢性疾病全科处方案例分析

续表

药物	Beers 2019/ STOPP 2014 PIM	具临床意义的常见的药物相互作用	使用注意事项
复方丹参	—	—	(1) 用于气滞血瘀所致的胸痹。(2) 本品含丹参、三七,具有活血、抗血小板作用。(3) 本品含有冰片,较寒凉。受凉后胸痛等症状加重的寒凝血瘀型心绞痛患者,或平素喜热食、大便易稀溏的脾胃虚寒者,不宜服用。服药后偶见胃肠不适反应。妊娠期妇女慎用
复方血栓通胶囊	—	—	用于血瘀兼气阴两虚证,本品含丹参、三七等
羟苯磺酸钙	—	—	进餐时吞服,勿嚼
阿司匹林(小剂量)	(1) 阿司匹林用于心血管事件的一级预防,建议70岁及以上患者慎用。阿司匹林通常适用于已患有心血管疾病的老年人的二级预防。(2) 有消化性溃疡病史的患者使用阿司匹林时未给予PPI,可能存在消化性溃疡复发的风险。(3) 阿司匹林用于伴有显著出血风险的患者,若存在控制不佳的重度高血压(收缩压>150 mmHg)、出血倾向或近期较重的自发性出血的患者,可能存在较高的出血风险。(4) 阿司匹林与氯吡格雷合用作为脑卒中的二级预防,尚无证据显示优于氯吡格雷单一疗法,但以下情况除外:患者在之前的12个月内植入过冠状动脉支架,或并发急性冠脉综合征,或有重度的症状性颈动脉狭窄	(1) 重要:①与抗凝血药,如香豆素衍生物(华法林)、肝素、舍曲林、帕罗西汀、文拉法辛、利伐沙班合用,增加溃疡和胃肠道出血的风险。②与氨甲蝶呤合用,增加氨甲蝶呤血药浓度,特别是大剂量(每周15 mg)氨甲蝶呤,避免合用。③与环孢菌素合用,增加环孢菌素毒性。(2) 中等:①与地塞米松、泼尼松、高剂量的其他含水杨酸盐的非甾体抗炎药合用,增加溃疡和胃肠道出血的风险。②与氨甲蝶呤(剂量小于每周15 mg)合用时,增加氨甲蝶呤的血液毒性(水杨酸和氨甲蝶呤与血浆蛋白竞争结合,减少氨甲蝶呤的肾清除)	(1) 肠溶片饭前30 min用适量水送服,疑似急性心肌梗死者嚼碎服用。(2) 禁忌证:有水杨酸盐、NSAID导致哮喘史者,活动性消化性溃疡,出血体质,严重的心、肝、肾功能衰竭(eGFR<10 mL/(min·1.73 m²));与氨甲蝶呤(剂量为每周15 mg或更多)合用,妊娠的最后3个月

续表

药物	Beers 2019/STOPP 2014 PIM	具临床意义的常见的药物相互作用	使用注意事项
	（5）阿司匹林联合维生素K抑制剂、直接凝血酶抑制剂或Xa因子抑制剂用于慢性心房颤动，比起单用阿司匹林不增加获益。 （6）抗血小板药物联合维生素K抑制剂、直接凝血酶抑制剂或Xa因子抑制剂，用于有稳定的冠状动脉、脑血管或外周动脉疾病的患者，两药联合不增加获益		
氯吡格雷	（1）阿司匹林联合氯吡格雷作为脑卒中的二级预防，尚无证据显示优于氯吡格雷单一疗法，以下情况除外：患者在之前的12个月内植入过冠状动脉支架，或并发急性冠脉综合征，或有重度的症状性颈动脉狭窄。 （2）抗血小板药物联合维生素K抑制剂、直接凝血酶抑制剂或Xa因子抑制剂用于有稳定的冠状动脉、脑血管或外周动脉疾病的患者，不增加获益	（1）重要：① CYP2C19代谢慢者，抗血小板效果低；②与奥美拉唑、艾司奥美拉唑合用疗效降低，避免合用，可换成泮托拉唑、兰索拉唑等；③与瑞格列奈合用，显著减慢瑞格列奈的代谢，致低血糖，避免合用；④与氨氯地平、硝苯地平、尼莫地平、尼卡地平、非洛地平、维拉帕米等合用，致疗效降低、血栓风险增加；⑤与NSAIDs、阿司匹林、西洛他唑片、抗凝药、阿替普酶、文拉法辛、舍曲林、帕罗西汀、西酞普兰、度洛西汀合用，致出血风险增加。 （2）与西咪替丁、伏立康唑、酮康唑、氟康唑等合用可使疗效降低，避免合用；与氟伏沙明、氟西汀合用可使疗效降低且出血风险增加，避免合用	（1）剂量为75 mg/d，同食物/无食物服用。如果漏服：在常规服药时间的12 h内漏服，患者应立即补服一次标准剂量，并按照常规服药时间服用下一次剂量。 （2）不可逆抑制血小板活性，因此不提倡氯吡格雷与口服抗凝药合用。 （3）禁忌证：①严重的肝脏损害；②活动性病理性出血，如消化性溃疡或颅内出血

续表

药物	Beers 2019/ STOPP 2014 PIM	具临床意义的常见的药物相互作用	使用注意事项
替格瑞洛	—	（1）①与秋水仙碱合用，可致秋水仙碱血药浓度升高，毒性增强。肝肾功能正常者，14 d 内使用过替格瑞洛者，秋水仙碱应减量。②伊曲康唑可增加替格瑞洛暴露，出血风险增加，停用伊曲康唑 14 d 后才能使用替格瑞洛。（2）重要：①氯氮平、达比加群酯胶囊、他克莫司、多奈哌齐、氟康唑（停用 4 d 后）、阿霉素、长春新碱、芬太尼、羟考酮、西洛他唑、胺碘酮等，合用可致这些药物暴露量增加，毒性增加；②CYP3A4 强诱导剂可使替格瑞洛血药浓度降低；CYP3A4 强抑制剂可使替格瑞洛血药浓度升高；高维持剂量阿司匹林，出血风险增加	（1）遵医嘱服药，每日固定时间服药。用于维持治疗，合用阿司匹林肠溶片维持治疗时错开服药时间。（2）禁忌证：活动性病理性出血（如消化性溃疡或颅内出血）的患者，有颅内出血病史者，中、重度肝脏损害患者

十八、主要作用于泌尿系统的药物

药物	Beers 2019/ STOPP 2014 PIM	具临床意义的常见的药物相互作用	使用注意事项
呋塞米	—	（1）重要：①庆大霉素、阿米卡星，增加肾、耳毒性，避免合用；②洋地黄类，因袢利尿剂引起的低血钾，合用后增加心律失常风险，应监测血钾，及时补钾。（2）中等：与 NSAIDs 合用可降低血压、利尿效果，应监测肾功能	（1）白天服药，尽量避免睡前服用。利尿剂所导致体重减轻不应超过 1 kg/d。（2）利尿的同时可造成钾丢失，在大量出汗或腹泻、呕吐时应尽量多饮水。（3）高危人群：大剂量使用、严重肾脏病、尿毒症及合并使用耳毒性药，应监测耳毒性。（4）CKD 5 期易出现利尿剂抵抗，此时首选托拉塞米

续表

药物	Beers 2019/ STOPP 2014 PIM	具临床意义的常见的药物相互作用	使用注意事项
螺内酯	（1）Ccr < 30 mL/min 者，避免使用。 （2）醛固酮拮抗剂（如螺内酯、依普利酮）和其他保钾药物（如 ACEI、ARB、阿米洛利、氨苯蝶啶）联用时须定期检测血钾，至少每 6 个月检测 1 次（存在高血钾风险）	（1）氨苯蝶啶可导致高钾血症，禁止合用。 （2）重要：①减少地高辛排泄，增加血药浓度，合用致地高辛中毒风险增加；②与复方磺胺甲噁唑、ACEI 合用，导致高钾血症、肾功能受损，糖尿病患者、老年人须监测血钾。 （3）中等：①与 NSAIDs 合用导致高血钾，应监测肾功能；②与 ARB 合用，导致高钾血症，肾功能受损	（1）存在严重肾功能不全、双侧肾动脉狭窄或单个功能肾的动脉发生狭窄、肾血流量不足、终末期肾病未透析的患者，使用影响 RAAS 的药物时，发生严重低血压和肾功能不全的危险增加，具类似效应（尿微量白蛋白与肌酐比值 < 30 mg/mmol，因肾功能严重损伤Ccr < 30 mL/min 或有大量蛋白尿，RAAS 抑制剂可能进一步损害残存肾单位而限制了使用范围。此时降压首选 CCB 或袢利尿剂）。 （2）醛固酮拮抗剂，低效利尿药，高钾血症患者禁用
氢氯噻嗪	（1）可能会加剧或引起抗利尿激素分泌或低钠综合征，尤其对于老年人。 （2）噻嗪类利尿药用于显著低血钾（血清钾 < 3.0 mmol/L）、低血钠（血清钠 < 130 mmol/L）、高血钙（校正血清钙 > 2.65 mmol/L）或有痛风病史的患者，可加重低血钾、低血钠、高血钙和痛风	（1）重要：①强心苷类，氢氯噻嗪会致低血钾，合用增加心律失常风险；②氨甲蝶呤、环磷酰胺，增加骨髓抑制作用。 （2）中等：①卡马西平，增加低钠血症风险；②与 NSAIDs 合用降低降血压、利尿效果，应监测肾功能；③索他洛尔，致心脏毒性作用，QT 间期延长	建议白天服药，用于高血压和辅助治疗水肿，具有升高尿酸作用，不推荐用于治疗高尿酸血症，本身会造成钾流失

十九、主要作用于内分泌系统的药物及辅助药物

药物	Beers 2019/ STOPP 2014 PIM	具临床意义的常见的 药物相互作用	使用注意事项
左甲状腺素钠	—	(1) 重要：①三环类抗抑郁药、四环类抗抑郁药（马普替林、米氮平），谨慎合用，可增加疗效，也会增加毒副作用，若有必要使用，应调整剂量。②与胺碘酮合用，可导致血压明显升高、心动过速。 (2) 中等：含铝药物、降胆固醇药物应在使用左甲状腺素片4 h后再使用	(1) 早晨饭前半小时用足够多水服药。 (2) 用药6～8周后监测促甲状腺激素，正常者改变剂量或更换药物生产厂家须2个月后监测促甲状腺激素。正常者每年监测1次促甲状腺激素。 (3) 有心脏疾病者，监测心率和心绞痛症状，应用本品治疗不得从患急性心肌梗死期、急性心肌炎和急性全心炎时开始。 (4) 禁忌证：未经治疗的肾上腺功能不足、垂体功能不足和甲状腺毒症；妊娠期间本品不用于与抗甲状腺药物联用治疗甲状腺功能亢进
甲泼尼龙	(1) 避免用于有谵妄或处于谵妄高风险的老年患者，因为本品可诱导或加重谵妄。 (2) 与NSAIDs合用，增加消化性溃疡疾病、胃肠道出血的风险	(1) 使用免疫抑制剂量的皮质类固醇进行治疗的患者，禁忌接种减毒活疫苗如轮状病毒疫苗。 (2) 重要：①与NSAIDs及阿司匹林合用，会增加发生消化道并发症、肾脏损伤的风险，与小剂量阿司匹林合作，会降低抗血小板作用；②与噻嗪类利尿药合用，会增加糖耐量异常及低血钾的风险；③与环孢霉素合用，可以互相抑制对方的代谢；④与伊曲康唑合用，可以抑制皮质类固醇的代谢；⑤与氟喹诺酮类合用，肌腱断裂风险增加，若伴疼痛和炎症应暂停使用甲泼尼龙；⑥与华法林合用，增强或减弱抗凝效果，应监测INR	(1) 与食物同服或饭后服药，建议患者不要随意改变剂量、服用时间与次数；经过长期治疗后须停药时，建议逐量递减；用于痛风急性发作仅短期治疗。 (2) 水钠潴留和对肝脏影响较泼尼松龙要小，长期使用血钠升高、钾降低、钙降低，血压升高，血糖升高，骨质疏松，消化道溃疡。 (3) 禁忌证：全身性真菌感染。 (4) 相关禁忌证：特别危险的人群（如儿童、糖尿病患者、高血压患者和有精神病史的患者），以及某些传染性疾病（如肺结核）或某些病毒引发的疾病（如疱疹和波及眼部的带状疱疹）

续表

药物	Beers 2019/STOPP 2014 PIM	具临床意义的常见的药物相互作用	使用注意事项
泼尼松龙	（1）避免应用于有谵妄或处于谵妄高风险的老年患者，因为本品可诱导或加重谵妄。 （2）与NSAIDs合用，加重消化性溃疡疾病且增加胃肠道出血的风险	参考"甲泼尼龙"	基本同甲泼尼龙片，用于痛风急性发作仅短期治疗。水钠潴留、对肝脏损害比甲泼尼龙严重
德谷胰岛素	—	—	首个超长效基础胰岛素类似物。皮下注射给药，qd，最好在每日相同的时间给药，推荐睡前使用
地特胰岛素	—	（1）重要：①生长激素、奥氮平、喹硫平，可抑制胰岛素分泌及降低地特胰岛素作用，致高血糖风险；②与利拉鲁肽注射液合用致低血糖发作；③与氟喹诺酮类合用致血糖变化。 （2）中等：①与β受体阻滞剂合用致血糖变化，可能掩盖低血糖症状，并且延迟低血糖的恢复；②与氟西汀、ACEI/ARB、氢氯噻嗪、胰岛素、磺酰脲类、贝特类、睾酮类、阿司匹林合用可能致低血糖风险；③酒精可以加剧和延长胰岛素导致的低血糖；④与糖皮质激素、雌激素、孕激素类合用可致血糖水平升高	（1）长效，每日1～2次，作用维持8～24 h。 （2）正在使用的本品不要放于冰箱中，正在使用的本品或者随身携带的备用品可在室温下（不超过30 ℃）存放6周。 （3）尚未使用的本品应冷藏于2～8 ℃冰箱中（勿接近冰箱的冷冻室），不可冷冻。 （4）笔芯保存在外包装盒内以避光。每次注射前确认药液透明无色；注射后，针头必须卸下并丢弃

续表

药物	Beers 2019/ STOPP 2014 PIM	具临床意义的常见的 药物相互作用	使用注意事项
甘精 胰岛素	—	妊娠期间、肝肾功能异常 须密切监测血糖，并监测 高血糖症状和低血糖症状	（1）2～8 ℃储藏。保存在外 包装内，勿冰冻。注射装置切 勿接触冰冻层或冰冻盒。一旦 启用，其储藏温度不能高于 25 ℃，可存放4周；正在使用 的注射装置请勿储藏在冰箱内。（2）配发药品，使用新胰岛素 时，核对标签及检查液体澄清 无色。（3）属胰岛素类似物，具有长 效作用，应在每日傍晚皮下注 射1次，平均维持时间24 h。预填充注射装置剂量调整幅度 是2 IU，最大的单次注射剂量 为40 IU
赖脯 胰岛素	—	配发药品，使用新胰岛素 时，核对标签，禁止换用胰 岛素笔芯及检查液体无色	（1）赖脯胰岛素快速起效，与普 通胰岛素（餐前30～45 min）相 比，给药与进餐的时间间隔可以 比较短（餐前0～15 min），作用 持续时间也较短（2～5 h）。（2）赖脯胰岛素笔芯一旦开始使 用，最多可使用28 d，即使28 d 后可能还有剩余药物，也必须 扔掉。（3）降糖效果不受肾功能或肝功 能损害的影响。（4）禁忌证：低血糖发作时
门冬 胰岛素	—	—	（1）紧邻餐前5～15 min或饭后 即刻注射，作用持续时间3～ 5 h。静脉输液须监测血钾和血 糖值。（2）配发药品，使用新胰岛素 时，核对标签及检查液体无色。（3）注意保存方法。（4）禁忌证：低血糖发作时

续表

药物	Beers 2019/STOPP 2014 PIM	具临床意义的常见的药物相互作用	使用注意事项
二甲双胍	（1）避免与格列本脲（消渴丸每 10 粒含格列本脲 2.5 mg）联用。 （2）eGFR < 30 mL/（min·1.73 m²）时，避免使用。 （3）与含碘对比剂合用，特别是老年患者或肾功能不全患者，减慢二甲双胍代谢，诱发乳酸酸中毒，根据肾功能情况谨慎合用	（1）接受血管内注射碘化造影剂者，应暂时停用本品，再次使用须评估肾功能。 （2）重要：氟喹诺酮类，导致血糖变化。 （3）中等：①利福平、噻嗪类药物或其他利尿剂、糖皮质激素、吩噻嗪类抗精神病药、甲状腺制剂、雌激素、口服避孕药、苯妥英、拟交感神经药、钙离子通道阻滞剂和异烟肼等，同时服用可引起血糖升高，在这些药物停用后，要密切注意低血糖的发生。②与依那普利合用可致高钾血症、乳酸酸中毒，肾功能不全，应避免	（1）最佳有效剂量每日 1.5～2.0 g，餐前、餐时、餐后均可服用。降 HbA1c 1.0%～1.5%、GFR≥60 mL/（min·1.73 m²）时正常使用；GFR 45～59 mL/（min·1.73 m²）减量使用。 （2）禁忌证：①中度（3b 期）和严重肾衰竭或肾功能不全［Ccr < 45 mL/min 或 eGFR < 45 mL/（min·1.73 m²）］；②可造成组织缺氧的疾病（尤其是急性疾病或慢性疾病的恶化），如失代偿性心力衰竭、呼吸衰竭、近期发作的心肌梗死、休克；③严重感染和外伤，外科大手术，低血压和缺氧等；④急性或慢性代谢性酸中毒，包括有或无昏迷的糖尿病酮症酸中毒；⑤酗酒者；⑥维生素 B₁₂、叶酸缺乏未纠正者；⑦10 岁以下儿童
阿卡波糖	—	（1）重要：①与氟喹诺酮类合用致血糖波动；②与磺酰脲类降糖药合用易致低血糖。 （2）中等：①与地高辛合用，降低地高辛疗效，须调整地高辛的剂量；②与华法林合用，出血风险增加，应监测 INR；③消化酶类、考来烯胺、肠道吸附剂，可降低本品疗效，避免合用	（1）与第一口饭同服，嚼碎服，若遇漏服，餐中或用餐刚结束应立即嚼服。HbA1c 下降 0.5%、GFR≥25 mL/（min·1.73 m²）时无须减量，GFR < 25 mL/（min·1.73 m²）时禁用。 （2）本品可使蔗糖分解为果糖和葡萄糖的速度更加缓慢，如果发生急性的低血糖，不宜使用蔗糖，而应该使用葡萄糖纠正低血糖反应。 （3）禁忌证：明显消化和吸收障碍的慢性胃肠功能紊乱患者，由于肠胀气而可能恶化的疾患（如胃心综合征、严重的疝、肠梗阻和肠溃疡）的患者，严重肾功能损害（Ccr < 25 mL/min）的患者，哺乳期妇女和 18 岁以下的患者

续表

药物	Beers 2019/ STOPP 2014 PIM	具临床意义的常见的药物相互作用	使用注意事项
伏格列波糖	—	(1) 如果发生急性的低血糖，不宜使用蔗糖，而应该使用葡萄糖纠正低血糖反应。 (2) 消化酶类、考来烯胺、肠道吸附剂，可降低本品疗效，避免合用	(1) 成人每次 $0.2 \sim 0.3$ mg（$1 \sim 1.5$ 粒），tid，服药后立即进餐。HbA1c 下降 0.5%、GFR $\geqslant 25$ mL/（min·1.73 m^2）时无须减量；GFR < 25 mL/（min·1.73 m^2）时禁用。 (2) 禁忌证：严重酮体症、糖尿病昏迷或昏迷前、严重感染、手术前后、严重创伤的患者
格列吡嗪控释片	—	(1) 重要：①与阿卡波糖合用，增加低血糖风险，应告知患者使用葡萄糖纠正低血糖反应，而不是蔗糖。②与氟喹诺酮类合用导致血糖波动。 (2) 中等：①与 β 受体阻滞剂合用，降低降糖效果，但会掩盖低血糖症状，尤其是普萘洛尔。选择性 β 受体阻滞剂美托洛尔等相对较少。②伏立康唑、阿司匹林、布洛芬，增加降糖效果。③与氢氯噻嗪、左甲状腺素、格列本脲、那格列奈、胰岛素合用，降低格列吡嗪降糖效果	(1) 控释制剂，应和早餐同时整片服用，qd；每日最大推荐剂量 20 mg，但超过 10 mg 时效果增加不明显，HbA1c 下降 $1.0\% \sim 1.5\%$、GFR $\geqslant 60$ mL/（min·1.73 m^2）时正常使用。继发性失效现象，每年存 $5\% \sim 15\%$ 失效，每 5 年存 $30\% \sim 40\%$ 失效。 (2) GFR $30 \sim 59$ mL/（min·1.73 m^2）时减量使用；GFR < 30 mL/（min·1.73 m^2）时禁用

续表

药物	Beers 2019/ STOPP 2014 PIM	具临床意义的常见的 药物相互作用	使用注意事项
格列美脲	—	—	(1) 持续作用时间 24 h，qd，不与促胰岛素分泌剂联合使用。HbA1c 下降 1.0% ～ 1.5%、GFR≥60 mL/（min·1.73 m^2）时正常使用。有继发性失效现象，每年存 5% ～ 15% 失效，每 5 年存 30%～40% 失效。 (2) GFR 45 ～ 59 mL/（min·1.73 m^2）时须减量；GFR < 45 mL/（min·1.73 m^2）时禁用。 (3) 禁忌证：妊娠期、哺乳期妇女，1 型糖尿病，糖尿病昏迷，酮症酸中毒患者；重度肝功能损害患者和透析患者；磺酰脲类及 G6PD 缺乏症患者
格列齐特缓释片	—	(1) 重要：与阿卡波糖合用，增加低血糖风险，应告知使用葡萄糖纠正低血糖风险，而不是蔗糖。氟喹诺酮类，导致血糖波动。 (2) 中等：与 β 受体阻滞剂合用，降低降糖药效果，但会掩盖低血糖症状，尤其是普萘洛尔，选择性 β 受体阻滞剂美托洛尔等相对较少。与阿司匹林、布洛芬合用，增加降糖效果	(1) 缓释片：早餐时整片吞服格列齐特缓释片，qd 能够维持格列齐特有效血浆浓度 24 h，HbA1c 下降 1.0% ～ 1.5%、GFR≥60 mL/（min·1.73 m^2）时正常使用；GFR 30 ～ 59 mL/（min·1.73 m^2）时；减量使用。继发性失效现象，每年存 5% ～ 15% 失效，每 5 年存 30%～40% 失效。 (2) 会导致低血糖，增加体重。 (3) 禁忌证：已知对格列齐特或其中一种赋形剂、其他磺脲类、磺胺类药物过敏，1 型糖尿病、糖尿病昏迷前期、糖尿病酮症酸中毒，严重肾功能不全 ［GFR < 30 mL/（min·1.73 m^2）］或肝功能不全，应用咪康唑治疗者，妊娠期、哺乳期妇女

续表

药物	Beers 2019/STOPP 2014 PIM	具临床意义的常见的药物相互作用	使用注意事项
那格列奈	—	中等：①与沙丁胺醇合用，降低那格列奈降血糖作用。②与胺碘酮（CYP2C9 抑制剂）合用，增加低血糖风险	（1）不适用于对磺酰脲类降糖药治疗不理想的 2 型糖尿病患者，不与磺酰脲类联合使用。（2）餐前 1 min 服用，也可餐前 30 min 内服用，若没有进食则不必服药。严重肝病患者应慎用、肾损害患者无须调整剂量。（3）禁忌证：1 型糖尿病、糖尿病酮症酸中毒、妊娠期和哺乳期妇女
瑞格列奈	—	（1）重要：①一般不推荐与伊曲康唑合用，若必要应减少瑞格列奈剂量。②氯吡格雷的代谢物是 CYP2C8 时间依赖性的强抑制剂，显著减慢瑞格列奈的代谢，避免合用。（2）中等：①与 β 受体阻滞剂合用，降低降糖药效果，但会掩盖低血糖症状，尤其是普萘洛尔。选择性 β 受体阻滞剂美托洛尔等相对较少。②与左甲状腺素片合用，降低降血糖药效果，特别是刚开始合用时或调整剂量时。③与氟康唑合用，增强降血糖效果，应监测低血糖症状	（1）促胰岛素分泌剂，不进食不服药，以降餐后血糖为主兼降餐前血糖。（2）通常在餐前 15 min 内服用，推荐起始剂量为 0.5 min，推荐单次最大剂量为 4 mg，进餐时服用。但最大日剂量不应超过 16 mg。每日最多服药 4 次，监测低血糖症状，HbA1c 下降 0.5% ～ 1.5%，肾功能不影响代谢。（3）禁忌证：1 型糖尿病、C 肽阴性糖尿病、伴随或不伴昏迷的糖尿病酮症酸中毒，严重肝功能不全，妊娠或哺乳期妇女及 12 岁以下儿童

续表

药物	Beers 2019/ STOPP 2014 PIM	具临床意义的常见的 药物相互作用	使用注意事项
利格列汀	—	重要：CYP3A4 诱导剂（如利福平），致利格列汀暴露量至无治疗水平，可能需要换用其他二肽基酶-4抑制剂	(1) 剂量为 5 mg qd，固定时间服用。肾功能严重损害者减量使用，HbA1c 下降 0.4% ~ 0.9%，可能有独立肾脏保护作用。本身不会引起低血糖，但与促胰岛素分泌剂和胰岛素合用会引起低血糖。 (2) 对 CKD，可能具有独立肾脏保护作用。 (3) 禁忌证：对利格列汀有过敏史（如荨麻疹、血管性水肿或支气管高敏反应）的患者
沙格列汀	—	与强效 CYP3A4/5 抑制剂（如酮康唑、克拉霉素、伊曲康唑等）合用时，显著升高沙格列汀血浆浓度，导致低血糖，应将本品的剂量限制为 2.5 mg/d	(1) 推荐剂量为 5 mg qd，服药时间不受进餐影响。HbA1c 下降 0.4% ~ 0.9%、GFR < 45 mL/（min·1.73 m²）时须减量（2.5 mg/d）使用，可能有独立肾脏保护作用。 (2) 促胰岛素分泌剂与沙格列汀合用时，须减少促胰岛素分泌剂的剂量。 (3) 不推荐用于重度肾功能不全患者
维格列汀	—	—	(1) 不推荐 100 mg/d 以上剂量。HbA1c 下降 0.4%~0.9%、GFR < 45 mL/（min·1.73 m²）时须减量使用。 (2) 肝功能不全患者，包括开始给药前血清 ALT 或 AST 大于正常值上限 3 倍的患者不能使用。 (3) NYHA 心功能分级 Ⅲ—Ⅳ级的患者、中度或重度肾功能不全或需要接受血液透析治疗的终末期肾病患者，不推荐使用本品

续表

药物	Beers 2019/ STOPP 2014 PIM	具临床意义的常见的药物相互作用	使用注意事项
西格列汀	—	（1）重要：① 与生长抑素、奥曲肽合用，抑制胰岛素和胰高血糖素分泌，引发高血糖。② 与氟喹诺酮类合用，导致血糖波动。③与奥氮平、喹硫平合用可引发高血糖。④ 西格列汀是 P-gp 的底物，与地高辛合用可升高地高辛的峰值浓度，增加地高辛的毒性，合用时监测地高辛药物浓度。（2）中等：①与 β 受体阻滞剂合用，导致血糖波动并掩盖低血糖症状。② 与磺酰脲类、ARB/ACEI、胰岛素、胺碘酮合用，致低血糖机会增加。③与糖皮质激素、氢氯噻嗪、雌激素、孕激素、甲状腺激素、异烟肼合用，致血糖升高风险	（1）可能有肾脏保护作用。HbA1c 下降 0.4%～0.9%、中度肾功能不全者（Ccr 为 30～50 mL/min），建议调整剂量为 50 mg qd。（2）重度肾功能不全者（Ccr < 30 mL/min），血液透析或腹膜透析的晚期肾脏病患者建议调整剂量为 25 mg qd
达格列净	—	—	（1）推荐起始剂量是 5 mg qd，早晨服用，不受进食限制。用药期间须适当增加饮水。具有独立的肾脏保护作用，HbA1c 下降 0.5%～1.0%、GFR ≥ 60 mL/(min·1.73 m^2) 时无须减量；GFR 45～59 mL/(min·1.73 m^2) 时减量使用；GFR < 45 mL/(min·1.73 m^2) 时禁用。（2）禁忌证：重度肾损害、终末期肾病或需要透析的患者；尿路感染，有反复尿路感染或需要应用抗菌药物治疗的尿路感染患者；酮症酸中毒、1 型糖尿病和胰岛功能衰竭的 2 型糖尿病患者

续表

药物	Beers 2019/ STOPP 2014 PIM	具临床意义的常见的 药物相互作用	使用注意事项
甲钴胺	—	—	如果服用 1 个月以上无效，则无须继续服用
依帕司他	—	—	（1）成人通常剂量为50 mg tid，于饭前口服。 （2）服用本品后，尿液可能出现褐红色
芪药消渴胶囊	—	—	含西洋参、黄芪、山药、生地黄，用于 2 型糖尿病（属气阴不足、脾肾两虚证）的辅助治疗

二十、其他药物

药物	Beers 2019/ STOPP 2014 PIM	具临床意义的常见的 药物相互作用	使用注意事项
百令胶囊	—	—	用于肺肾两虚。慢性肾功能不全者，每次 4 粒，tid
金水宝	—	—	用于肺肾两虚。用于慢性肾功能不全者，每次 6 粒，tid
六味地黄丸	—	—	（1）用于肾阴亏损、头晕耳鸣、腰膝酸软、骨蒸潮热、盗汗遗精、消渴。 （2）感冒发热患者不宜服用
复方 α－酮酸	—	监测血钙，出现高钙血症，应减少维生素 D 摄入。高钙血症易增加对洋地黄类的敏感性	（1）宜在用餐期间整片吞服，tid，每次 4～8 片（以 70 kg 体重计）。对于肾小球滤过率低于 25 mL/min 的患者，药品配合不超过 40 g/d（成人）的低蛋白饮食，可长期服用。 （2）禁忌证：高钙血症、氨基酸代谢紊乱、遗传性苯丙酮尿症患者

续表

药物	Beers 2019/ STOPP 2014 PIM	具临床意义的常见的药物相互作用	使用注意事项
骨化三醇	—	—	（1）不同适应证，推荐用量不同。 （2）建议每2周检查1次血钙，碱性磷酸酶下降一般先于高钙血症出现。检查项目：血钙、血磷、全段甲状腺素。 （3）不需要其他维生素D制剂与其合用。 （4）禁忌证：与高血钙有关的疾病，有维生素D中毒迹象的患者
维生素 B₁	—	药物本身属酸性药物，不推荐与碱性药物、含鞣质的中药食物合用	预防和治疗维生素B₁缺乏症，如脚气病、神经炎、消化不良等
碳酸氢钠	—	（1）本品可加速酸性药物（如阿司匹林）的排泄。 （2）本品可降低胃蛋白酶、维生素E的疗效	（1）对胎儿影响较大，6岁以下小儿不推荐使用。 （2）阑尾炎或有类似症状而未确诊者及消化道出血原因不明者不宜使用
多沙唑嗪	（1）有晕厥（可能增加直立性低血压或心动过缓的风险）、妇女尿失禁者，避免使用。 （2）与强效利尿剂（如呋塞米、托拉塞米等）合用，增加老年妇女的尿失禁风险	（1）严重：妊娠期、哺乳期妇女，或患有肝病、心脏病、低血压、前列腺癌、肠梗阻及需要白内障手术者，开车者，操作机器者等须告知。 （2）中等：①伐地那非、他达拉非、西地那非合用致低血压风险。②与β受体阻滞剂合用，致血压过低，初始剂量减量，且最好睡前服药。③与硝苯地平合用，增加硝苯地平血药浓度。④与麻黄合用，降低其降压效果，可能使高血压恶化	（1）α受体阻滞剂，缓释制剂用于良性前列腺增生对症治疗及难治性高血压。药片应用足量的水整片吞服，不得咀嚼、掰开或碾碎后服用。不受进食的影响。 （2）良性前列腺增生初始药物作用时间为1～2周。 （3）小部分患者在治疗初始阶段会出现直立性低血压。 （4）禁忌证：近期发生心肌梗死、胃肠道梗阻、食道梗阻或任何程度的胃肠道腔径缩窄病史者

续表

药物	Beers 2019/ STOPP 2014 PIM	具临床意义的常见的 药物相互作用	使用注意事项
非那雄胺 （5 mg）	—	中等：圣约翰草提取物，促进非那雄胺的代谢和排泄	（1）用于良性前列腺增生，每日 1 片，每片 5 mg，与或不与食物同服。肾功能不全及 70 岁以上患者无须调整给药剂量。 （2）药物起效时间为 3 个月以上。 （3）不适用于妇女和儿童。 （4）不良反应：与男性有关
索利那新	本品具有轻、中度的抗胆碱作用	（1）禁忌证：口服补钾固体制剂时，索利那新因减慢肠道运动，可增加钾制剂对肠道的损害。 （2）重要：①莫西沙星、左氧氟沙星、诺氟沙星、阿米替林、阿奇霉素、沙美特罗、胺碘酮、氟西汀等增加 QT 间期，应监测心电图。②若必须合用多潘立酮、西酞普兰，应控制两者的使用剂量，监测心电图。③与其他具有抗胆碱能性质的药物合并使用可能引起更明显的治疗作用和副作用；在停止本品治疗、开始使用其他抗胆碱药物之前，应设置约 1 周的间隔。⑤胆碱能受体激动剂可能降低索利那新的疗效	（1）对尿道膀胱 M3 受体有潜在选择性，可收缩膀胱平滑肌，同时可刺激唾液分泌。与传统抗胆碱药（如托特罗定和奥昔布宁）相比，本药的不良反应（如口干、便秘、视物模糊等）较少，耐受性较好。推荐剂量为 5 mg qd，必要时可增至 10 mg。整片不可嚼碎，用水送服，餐前或餐后均可服用。 （2）Ccr≤30 mL/min 应谨慎用药，剂量 <5 mg/d。中度肝功能障碍（Child-Pugh 评分 7 ~ 9 分），剂量 <5 mg/d。 （3）作为 M3 受体阻滞剂，改善良性前列腺增生症状较快，但可能引起轻（通常）、中度的抗胆碱副作用（如嗜睡）等。 （4）禁忌证：尿潴留、严重胃肠道疾病（包括中毒性巨结肠）、重症肌无力或狭角性青光眼的患者，以及进行血液透析的患者，严重肝功能障碍的患者，正在使用酮康唑等强力 CYP3A4 抑制剂的重度肾功能障碍或中度肝功能障碍患者

续表

药物	Beers 2019/ STOPP 2014 PIM	具临床意义的常见的药物相互作用	使用注意事项
坦索罗辛	—	（1）重要：与他达拉非合用可能致低血压，停药 1 d 后才可服用他达拉非。 （2）中等：① 与磷酸二酯酶抑制剂（伐地那非、西地那非）合用，增加低血压风险。②若需要与 β 受体阻滞剂合用，坦索罗辛应小剂量开始并睡前服用。③ CYP2D6 抑制剂（氯氮平）可增加坦索罗辛暴露量	（1）排除前列腺癌者可使用本品。 （2）α1 受体阻滞剂，改善良性前列腺增生症状较快，合用降压药时应密切注意血压变化。 （3）缓释胶囊起始剂量 0.2 mg qd，餐后服用，不要嚼碎胶囊内的颗粒，服药 1 周可见症状改善。 （4）直立性低血压患者、肾功能不全、重度肝功能障碍患者慎重使用，若得不到期待的效果，不应继续增量。 （5）可能出现眩晕等，因此从事高空作业、汽车驾驶等伴有危险性工作时请注意
醋酸钙	—	—	适用人群广，偶见便秘。高钙血症、高钙尿症者禁用
碳酸钙 D3 片	—	—	（1）每次 1 片（0.6 g/125 IU），每日 1～2 次。 （2）心、肾功能不全者及动脉硬化者慎用。 （3）禁忌证：高钙血症、高尿酸血症

主要参考文献

［1］《抗菌药物临床应用指导原则》修订工作组. 抗菌药物临床应用指导原则（2015年版）［M］.北京：人民卫生出版社，2015.

［2］《中国国家处方集》编委会.中国国家处方集化学药品与生物制品卷［M］.2版.北京：科学出版社，2020.

［3］北京市卫生和计划生育委员会基层医疗机构处方点评工作组，北京中医药学会临床药学专业委员会青年委员组，北京中医药大学中药药物警戒与合理用药研究中心.北京地区基层医疗机构中成药处方点评共识报告（2018版）［J］.中国医院药学杂志，2018，38（18）：1877 – 1887.

［4］陈新谦，金有豫，汤光.新编药物学［M］.北京：人民卫生出版社，2018.

［5］陈英，林英忠.高血压药物治疗的药学监护［M］.北京：人民卫生出版社，2018.

［6］高尿酸血症相关疾病诊疗多学科共识专家组.中国高尿酸血症相关疾病诊疗多学科专家共识［J］.中华内科杂志，2017，（3）：235 – 248.

［7］高血压联盟（中国），中华医学会心血管病学分会，中国医师协会高血压专业委员会，等.中国高血压防治指南2018年修订版［J］.心脑血管病防治，2019，19（1）：1 – 44.

［8］国家卫生计生委合理用药专家委员会，中国医师协会高血压专业委员会.高血压合理用药指南（第2版）　［J］.中国医学前沿杂志（电子版），2017，9（7）：28 – 126.

［9］国家卫生计生委医政司医管局，国家卫生计生委合理用药专家委员会.国家抗微生物治疗指南［M］.2版.北京：人民卫生出版社，2017.

［10］国家药典委员会.中华人民共和国药典临床用药须知（2017年版）［M］.北京：中国医药科技出版社，2017.

［11］韩雅玲，周玉杰.冠心病合理用药指南［M］.2版.北京：人民卫生出版社，2018.

［12］金锐，赵奎君，郭桂明，等.中成药临床合理用药处方点评北京共识［J］.中国中药杂志，2018，43（5）：1049 – 1053.

［13］唐干益，黄文静，梁艳嫦，等.从社区门诊抗菌药物经验治疗看指导原则的现实意义［J］.中国全科医学，2021，24（1）：8 – 10.

［14］王晓娟，方向阳.慢性阻塞性肺疾病全球倡议2019：慢性阻塞性肺疾病：诊断、治疗与预防全球策略解读［J］.中国全科医学，2019，22（18）：2141 – 2149.

[15] 吴洁柔，唐干益，詹晓敏，等.应用 Pareto 图分析社区门诊不合理用药［J］.中国处方药，2021，19（11）：61－62.

[16] 张波，赵彬，梅丹.实用患者用药指导［M］.北京：人民卫生出版社，2015.

[17] 质子泵抑制剂预防性应用专家共识写作组.质子泵抑制剂预防性应用专家共识（2018）［J］.中国医师杂志，2018，12（20）：1775－1781.

[18] 中国成人血脂异常防治指南修订联合委员会.中国成人血脂异常防治指南（2016年修订版）［J］.中国循环杂志，2016，31（10）：937－957.

[19] 中国老年保健医学研究会老年合理用药分会，中华医学会老年医学分会，中国药学会老年药学专业委员会，等.中国老年人潜在不适当用药判断标准（2017年版）［J］.药物不良反应杂志，2018，20（1）：2－8.

[20] 中国老年保健医学研究会老年内分泌与代谢病分会，中国毒理学会临床毒理专业委员会.老年人多重用药安全管理专家共识［J］.中国全科医学，2018，21（29）：3533－3544.

[21] 中国医师协会内分泌代谢科医师分会.2 型糖尿病合并慢性肾脏病口服降糖药治疗中国专家共识（2019 年更新版）［J］.中华内分泌代谢杂志，35（6）：447－454.

[22] 中华医学会，中华医学会杂志社，中华医学会全科医学分会，等.慢性阻塞性肺疾病基层诊疗指南（实践版·2018）［J］.2018，（11）：871－877.

[23] 中华医学会风湿病学分会，中国医学科学院北京协和医学院北京协和医院风湿免疫科，GRADE 中国中心/兰州大学循证医学中心.2016 中国痛风诊疗指南［J］.浙江医学，2017，39（21）：1823－1832.

[24] 中华医学会骨科学分会关节外科学组.骨关节炎诊疗指南（2018 年版）［J］.中华骨科杂志，2018，（12）：705－715.

[25] 中华医学会骨质疏松和骨矿盐疾病分会.原发性骨质疏松症诊疗指南（2017）［J］.中国全科医学，2017，20（32）：3963－3982.

[26] 中华医学会神经病学分会，中华医学会神经病学分会脑血管病学组.中国急性缺血性脑卒中诊治指南 2018［J］.中华神经科杂志，2018，51（9）：666－682.

[27] 中华医学会神经病学分会，中华医学会神经病学分会脑血管病学组.中国缺血性卒中和短暂性脑缺血发作二级预防指南 2014［J］.中华神经科杂志，2015，48（4）：258－271.

[28] 中华医学会糖尿病学分会.中国 2 型糖尿病防治指南（2020 年版）［J］.中国糖尿病杂志，2021，13（4）：315－409.

[29] 中华医学会消化病学分会，幽门螺杆菌和消化性溃疡学组及全国幽门螺杆菌研究协作组.第五次全国幽门螺杆菌感染处理共识报告［J］.胃肠病学，2017，22（6）：346－360.

[30] 中华医学会心血管病分会，中华心血管病杂志编辑委员会.中国心力衰竭诊断和治疗指南 2018［J］.中华心血管病杂志，2018，46（10）：769－789.